Infermiera

per la Dialisi

La guida completa

SILVIA REALI

Indice dei contenuti

Introduzione   9

La mia carriera di infermiera di dialisi   10

Perché la dialisi è essenziale   12

Per chi è questo libro   13

Capitolo 1: Capire la dialisi   17

Che cos'è la dialisi?   18

Perché alcuni pazienti hanno bisogno della dialisi?   23

Capitolo 2: L'ambiente di dialisi   31

Organizzazione del reparto di dialisi   32

Attrezzatura necessaria per una seduta di dialisi   34

Standard di salute e sicurezza   38

Capitolo 3: Il ruolo dell'infermiere di dialisi   41

Preparare il paziente   42

Impostazione e monitoraggio della dialisi   46

Gestione delle complicazioni   50

Educazione del paziente   56

Capitolo 4: Tecniche speciali 59

Emodialisi 60

Dialisi peritoneale 66

Capitolo 5: Il paziente in dialisi 73

Aspetti psicologici della dialisi 74

Dietetica in dialisi 78

La vita oltre il centro di dialisi 82

Capitolo 6: Sviluppi e prospettive 87

Le ultime innovazioni nella dialisi 88

Trapianto renale 90

Considerazioni etiche sulla dialisi 94

Capitolo 7: Risorse e strumenti 97

Strumenti di documentazione per gli infermieri 98

Associazioni e organizzazioni di supporto professionale 100

Consigli sulla formazione continua 102

Conclusione 105

Glossario dei termini medici 113

Riferimenti e letture consigliate 117

*« La nefrologia non si limita a comprendere i reni, ma si occupa di
catturare l'essenza stessa della vita filtrata goccia a goccia. »*

INTRODUZIONE

La mia carriera come come infermiera di dialisi

Più di due decenni fa, quando stavo terminando i miei studi di infermieristica, non avrei mai potuto immaginare fino a che punto la specialità della dialisi avrebbe trasformato la mia vita professionale e personale. È una storia di passione, dedizione, sfida e apprendimento costante. Questo è il mio viaggio nell'affascinante mondo della dialisi.

• I miei inizi nel mondo della salute
Tutto è iniziato in un ospedale generale, dove sono stata assegnata a diversi reparti durante il mio primo anno di pratica. Lì ho incontrato pazienti con ogni tipo di malattia, dai neonati agli anziani. Tuttavia, un reparto in particolare ha attirato la mia attenzione: il reparto di nefrologia. Sono rimasta colpita dalla resilienza dei pazienti con insufficienza renale e dalla complessità dell'assistenza necessaria per sostenerli. Mi sono resa conto che ogni sessione di dialisi non è solo una procedura medica, ma una danza delicata tra tecnologia, competenza infermieristica e benessere del paziente.

• Immergersi nella dialisi
Il mio interesse per la nefrologia mi ha portato a cercare una formazione specialistica in dialisi. Sono entrata in un centro rinomato, dove sono stata formata da alcuni dei migliori professionisti del settore. Ogni giorno era un mix di sfide tecniche, decisioni cliniche rapide e profonda interazione umana. Ho imparato a capire le macchine per la dialisi, ma soprattutto ho imparato a capire i pazienti che dipendevano da loro.

- **Sfide e ricompense**

La dialisi, sebbene sia vitale, non è priva di complicazioni. Ho assistito a momenti difficili, quando i pazienti hanno sofferto di complicazioni o si sono scoraggiati per la costante routine delle sedute. Ma a queste sfide si sono aggiunti momenti di trionfo impagabili. Vedere un paziente riprendersi dopo una crisi, aiutare una famiglia a comprendere il processo di dialisi o semplicemente condividere un sorriso con un paziente durante una seduta difficile ha reso il viaggio gratificante.

- **Apprendimento continuo**

Il campo della nefrologia è in costante evoluzione. Nuove tecniche e tecnologie emergono regolarmente, richiedendo agli infermieri di tenersi aggiornati e di adattare le loro competenze. Nel corso degli anni, ho partecipato a molte conferenze, ho preso parte a corsi di formazione e ho anche contribuito alla ricerca per continuare a migliorare l'assistenza ai pazienti.

- **Riflessioni**

Oggi, guardando indietro, sono piena di gratitudine per le esperienze che ho vissuto e per le vite che ho potuto toccare. La dialisi è più di una procedura medica; è un'opportunità di restituire la vita, seduta dopo seduta. Per chiunque stia pensando di entrare in questo campo, sappia che si tratta di un viaggio impegnativo ma profondamente gratificante.

Questo viaggio come infermiera di dialisi ha plasmato non solo la mia carriera, ma anche la mia visione della vita. Ogni paziente, ogni sfida e ogni successo mi ha ricordato il valore inestimabile della salute, della determinazione e, soprattutto, dell'empatia umana.

Perché la dialisi è essenziale

La dialisi, una parola che molte persone associano alla complessità medica, si trova all'incrocio tra tecnologia all'avanguardia e compassione umana. Ma perché è così cruciale? Per rispondere a questa domanda, dobbiamo innanzitutto comprendere la natura fondamentale dei reni e il loro ruolo vitale nel corpo umano.

1. I RENI: I NOSTRI DEPURATORI NATURALI
I reni sono due organi a forma di fagiolo situati ai lati della colonna vertebrale, appena sotto la gabbia toracica. Il loro ruolo principale è quello di filtrare il sangue per eliminare i rifiuti e i liquidi in eccesso, trasformandoli in urina. In altre parole, agiscono come depuratori naturali del nostro corpo, assicurando che le sostanze nocive vengano eliminate in modo efficace.

2. INSUFFICIENZA RENALE: QUANDO I DEPURATORI SI ROMPONO
A volte i reni non funzionano correttamente o smettono di funzionare del tutto. Ciò può essere dovuto a una serie di ragioni, che vanno da malattie genetiche a condizioni acquisite come l'ipertensione o il diabete. Quando i reni perdono la capacità di filtrare il sangue in modo efficace, i prodotti di scarto si accumulano nell'organismo, provocando una serie di sintomi pericolosi come affaticamento, perdita di appetito, nausea e gonfiore delle estremità.

3. DIALISI: UN RIMEDIO SALVAVITA
È qui che entra in gioco la dialisi. Agisce come un rene artificiale, subentrando quando i reni naturali non possono più svolgere il loro lavoro. La dialisi consente di filtrare il sangue all'esterno del corpo, eliminando le scorie e i liquidi in eccesso, per poi restituirlo al paziente purificato.

4. UN'ANCORA DI SALVEZZA PER MOLTI PAZIENTI

Senza la dialisi, i pazienti con malattia renale in fase terminale vedrebbero accumularsi tossine nel loro corpo, che potrebbero diventare rapidamente fatali. Per molti, la dialisi è letteralmente un'ancora di salvezza, che consente di migliorare la qualità e l'aspettativa di vita nonostante la funzione renale sia gravemente compromessa.

5. OLTRE LA FILTRAZIONE: EQUILIBRIO ELETTROLITICO E ORMONALE

I reni non sono responsabili solo del filtraggio. Svolgono anche un ruolo chiave nell'equilibrio degli elettroliti nel corpo e nella produzione di alcuni ormoni essenziali. La dialisi aiuta anche a regolare questo equilibrio, garantendo che i livelli di sostanze come il potassio e il sodio rimangano entro limiti sani.

La dialisi è molto più di una semplice procedura medica. È un ponte verso la vita per coloro i cui reni non funzionano correttamente. Rappresenta la fusione di scienza e medicina, offrendo una possibilità di sopravvivenza e una migliore qualità di vita a migliaia di persone ogni giorno. Per gli assistenti, i pazienti e le loro famiglie, comprendere l'importanza vitale della dialisi è il primo passo per affrontare con successo il viaggio dell'insufficienza renale.

Per chi è questo libro?

Quando ho iniziato a scrivere questa guida alla dialisi, la mia ambizione non era semplicemente quella di fornire una panoramica tecnica. Al contrario, volevo fornire una risorsa completa, accessibile e pratica, in grado di soddisfare le diverse esigenze di un'ampia gamma di lettori. Quindi, a chi si rivolge esattamente questo libro?

1. FUTURI PROFESSIONISTI DELLA SANITÀ

- **Studenti di infermieristica:** Questo libro è un'introduzione ideale per coloro che hanno appena iniziato il loro corso di infermieristica e vogliono familiarizzare con la specialità della dialisi.
- **Infermieri principianti:** Per coloro che sono appena entrati in un reparto di dialisi o che stanno pensando di farlo, questa guida fornisce una panoramica completa e approfondita delle procedure, delle tecniche e delle migliori pratiche della professione.
- **Altri operatori sanitari:** anche i medici, i tecnici e altri operatori sanitari che lavorano con i team di dialisi trarranno beneficio da questo libro per comprendere meglio il processo e migliorare la gestione interdisciplinare del paziente.

2. I PAZIENTI E LE LORO FAMIGLIE

- **Pazienti in dialisi:** sebbene questo libro sia tecnico, alcuni capitoli possono aiutare i pazienti a comprendere il processo di dialisi, i problemi coinvolti e l'importanza della compliance al trattamento.
- **Famiglie e persone care:** capire cosa stanno vivendo i loro cari può essere rassicurante e illuminante. Questo libro fornisce informazioni preziose per aiutare le famiglie a sostenere e accompagnare i loro cari nel loro percorso di dialisi.

3. EDUCATORI E FORMATORI

Gli insegnanti, i formatori e gli altri educatori sanitari troveranno in questo libro un eccellente aiuto didattico. Può essere utilizzato come manuale di riferimento, per integrare un programma di studio o come parte della formazione continua.

4. PER COLORO CHE SONO CURIOSI E APPASSIONATI DI MEDICINA

Per coloro che sono sempre stati affascinati dal mondo medico e desiderano approfondire le loro conoscenze su un argomento specifico, questo libro offre una panoramica dettagliata e accessibile della dialisi, della sua importanza e del suo funzionamento.

Il mio più caro desiderio è che questo libro diventi una risorsa inestimabile per tutti coloro che lo leggono. Che possa essere un faro di luce per i professionisti che navigano nelle acque talvolta tumultuose della dialisi, una fonte di conforto per i pazienti e le loro famiglie, e un pozzo di conoscenza per tutti gli altri.

Capitolo 1

CAPIRE LA DIALISI

Che cos'è la dialisi?

- **Storia e sviluppo della dialisi**

La dialisi può sembrare un'invenzione moderna, ma le sue radici affondano nella storia della medicina. L'evoluzione di questa tecnologia e le teorie che la circondano sono un'affascinante testimonianza dell'ingegno umano, dell'innovazione e dell'eterno imperativo di salvare vite umane. Ecco una panoramica della storia e dello sviluppo della dialisi.

1. GLI INIZI: I PRINCIPI DELLA DIFFUSIONE E DELL'OSMOSI

- **Il concetto di dialisi:** Il termine "dialisi" deriva dal greco "dia", che significa "attraverso", e "lisi", che significa "dissoluzione" o "separazione". Descrive il processo di separazione dei soluti attraverso una membrana semipermeabile.
- **Prime scoperte:** Thomas Graham, un chimico scozzese del XIX secolo, è spesso chiamato il "padre della dialisi". Nel 1861, scoprì il principio della diffusione di soluti attraverso una membrana, che chiamò "dialisi".

2. I PRIMI TENTATIVI

- **Prime macchine:** negli anni '10 del secolo scorso, furono progettate le prime macchine per la dialisi, ma erano rudimentali e inefficaci nel trattamento dell'insufficienza renale.
- **Innovazione durante la guerra:** fu durante la Seconda Guerra Mondiale, di fronte a un gran numero di feriti affetti da insufficienza renale acuta, che furono sviluppate le prime macchine per la dialisi funzionale, in particolare dal dottor Willem Kolff, considerato il "padre della dialisi moderna".

3. LA MODERNA RIVOLUZIONE DELLA DIALISI
- **Dializzatore rotante Kolff:** nel 1943, Willem Kolff sviluppò il primo dializzatore rotante utilizzando tubi di cellophane. Questo fu un punto di svolta, che portò alla prima cura di successo di un paziente nel 1945.
- **Dialisi peritoneale:** negli anni '50 e '60, i medici hanno iniziato a sperimentare la dialisi peritoneale, in cui il peritoneo del paziente funge da membrana di dialisi.
- **Progressi tecnologici:** gli anni '70 e '80 hanno visto enormi progressi nella tecnologia della dialisi, con l'introduzione di macchine più sicure, più efficienti e più confortevoli per i pazienti.

4. LA DIALISI OGGI
- **Emodialisi domiciliare:** i progressi tecnologici hanno reso possibile a molti pazienti di ricevere l'emodialisi a casa, aumentando il loro comfort e la loro indipendenza.
- **Biocompatibilità e biomimetica:** la ricerca attuale si sta concentrando sullo sviluppo di membrane più biocompatibili per ridurre le reazioni avverse e migliorare l'efficienza della dialisi.
- **Ricerca sui reni artificiali:** La ricerca di un rene artificiale portatile o impiantabile è uno dei Santi Graal della ricerca nefrologica.

Dalla semplice osservazione dei fenomeni naturali all'odierna tecnologia medica all'avanguardia, la storia della dialisi è una testimonianza della determinazione umana a superare le sfide e a migliorare la qualità della vita. Ogni innovazione, ogni scoperta è stata guidata da un profondo desiderio di aiutare chi soffre di insufficienza renale, rendendo la dialisi una vera celebrazione della scienza e dell'umanità.

- **Le diverse forme di dialisi**

Anche se spesso viene percepita come una procedura uniforme, la dialisi si presenta in realtà in diverse forme, ognuna delle quali si adatta a esigenze specifiche e offre i propri vantaggi e svantaggi. Queste forme si sono evolute nel corso degli anni, rispondendo sia ai progressi tecnologici che alle esigenze cliniche dei pazienti. Esploriamo le principali forme di dialisi.

1. EMODIALISI (HD)
Questa è la forma di dialisi più diffusa e più familiare al pubblico.
- **Principio:** il sangue del paziente viene pompato fuori dal corpo, filtrato attraverso un dializzatore (o rene artificiale) per rimuovere le scorie e i liquidi in eccesso, quindi reimmesso nel corpo.
- **Vantaggi:** efficace, controllato in ambiente ospedaliero, permette di monitorare da vicino il paziente.
- **Svantaggi:** in genere richiede sessioni lunghe più volte alla settimana, può essere restrittivo per il paziente, rischio di infezione nel sito di accesso vascolare.

2. EMODIALISI DOMICILIARE (HDD)
Una variante dell'emodialisi tradizionale che consente ai pazienti di sottoporsi alla dialisi a casa.
- **Principio:** è simile all'emodialisi standard, ma viene effettuata a domicilio con un'apparecchiatura appositamente adattata.
- **Vantaggi:** maggiore flessibilità, periodi di dialisi più frequenti ma più brevi, migliore qualità di vita.
- **Svantaggi:** richiede una formazione approfondita, la creazione di un ambiente domestico appropriato e la responsabilità del paziente o di un assistente di somministrare il trattamento.

3. DIALISI PERITONEALE (PD)
- **Principio:** il peritoneo, una membrana naturale dell'addome, viene utilizzato come filtro. Una soluzione di dialisi viene introdotta nella cavità addominale e, dopo un certo periodo di tempo, viene drenata, portando con sé i prodotti di scarto e il liquido in eccesso.
- **Vantaggi:** può essere eseguita a casa, maggiore libertà per il paziente, nessuna necessità di macchinari pesanti, maggiore conservazione della funzione renale residua.
- **Svantaggi:** rischio di infezione peritoneale, richiede diversi scambi di liquidi al giorno o una macchina per la dialisi peritoneale automatizzata di notte.

4. DIALISI EPATICA
Meno comune e utilizzato soprattutto per l'insufficienza epatica acuta.
- **Principio:** simile all'emodialisi, ma progettato per eliminare le sostanze tossiche che si accumulano a causa dell'insufficienza epatica.
- **Vantaggi:** potenzialmente salvavita per i pazienti in attesa di un trapianto di fegato o in fase di recupero da un'epatite grave.
- **Svantaggi:** meno comune, richiede un'attrezzatura specializzata.

La scelta tra queste diverse forme di dialisi dipenderà da molti fattori, tra cui lo stato di salute generale del paziente, lo stile di vita, le preferenze personali e la posizione geografica. È fondamentale che i pazienti e gli operatori sanitari collaborino strettamente per identificare il metodo più appropriato ed efficace per ogni individuo.

- **Dialisi come sostituzione renale**

I reni svolgono un ruolo fondamentale nel mantenere l'equilibrio omeostatico dell'organismo, filtrando i prodotti di scarto e i liquidi in eccesso ed espellendoli sotto forma di urina. Quando i reni non possono più svolgere questa funzione vitale, la dialisi diventa un'alternativa essenziale. Diamo uno sguardo alla dialisi come sostituzione del rene.

1. LE FUNZIONI PRINCIPALI DEI RENI
- **Filtrazione ed eliminazione:** I reni filtrano circa 120-150 litri di sangue al giorno per produrre circa 1-2 litri di urina, eliminando i rifiuti e le sostanze in eccesso.
- **Bilancio dei fluidi:** regolano il volume e la concentrazione dei diversi fluidi corporei.
- **Regolazione degli elettroliti:** i reni mantengono l'equilibrio degli elettroliti come sodio, potassio e calcio.
- **Produzione di ormoni:** producono ormoni che influenzano altre funzioni corporee, come la produzione di globuli rossi (eritropoietina) e la regolazione della pressione sanguigna (renina).

2. LA NECESSITÀ DI UN SOSTITUTO RENALE
- **Insufficienza renale acuta (ARF):** un improvviso deterioramento della funzione renale, spesso reversibile con una gestione adeguata.
- **Insufficienza renale cronica (CRF):** Un deterioramento progressivo e spesso irreversibile della funzione renale, che richiede una gestione a lungo termine.

3. COME VIENE UTILIZZATA LA DIALISI COME SOSTITUTO DEL RENE
- **Eliminazione dei rifiuti:** come un rene naturale, la dialisi elimina i rifiuti e le sostanze in eccesso dal sangue.
- **Bilanciamento degli elettroliti:** La dialisi aiuta a regolare i livelli di potassio, sodio e bicarbonato, per mantenere un equilibrio elettrolitico stabile.

- **Eliminazione dei liquidi in eccesso:** eliminando i liquidi in eccesso, la dialisi aiuta a prevenire l'edema, l'ipertensione e altre complicazioni associate al sovraccarico di liquidi.
- **Aiuta a regolare la pressione sanguigna:** mantenendo un adeguato equilibrio di volumi e liquidi.

4. LIMITI DELLA DIALISI COME SOSTITUZIONE RENALE
- **Non è una copia esatta:** sebbene la dialisi imiti molte funzioni renali, non può sostituire completamente un rene naturale e funzionante.
- **Mancanza di produzione di ormoni:** le macchine per la dialisi non possono produrre ormoni come i reni naturali.
- **Frequenza e durata:** le sedute di dialisi sono generalmente necessarie più volte alla settimana e possono durare diverse ore, a differenza dei reni naturali, che lavorano continuamente.

Sebbene la dialisi sia essenziale per molte persone affette da insufficienza renale, non sostituisce mai completamente la funzione di un rene sano. Agisce come un ponte, prolungando la vita e migliorandone la qualità, in attesa di un eventuale trapianto di rene o del recupero della funzione renale. Comprendere le capacità e i limiti della dialisi consente di gestire meglio i pazienti e di personalizzare l'assistenza in base alle esigenze individuali.

Perché alcuni pazienti ha bisogno di dialisi?

- **Insufficienza renale acuta**

L'insufficienza renale acuta, nota anche come lesione renale acuta, è una condizione in cui i reni smettono improvvisamente di funzionare correttamente, non riuscendo a filtrare i prodotti di scarto dal sangue. Questa condizione può progredire in poche ore o giorni e può essere potenzialmente fatale se non viene trattata tempestivamente. Diamo un'occhiata più da vicino a questa condizione.

1. CAUSE DELL'ARI
L'ARI può essere causata da una moltitudine di fattori, generalmente classificati in tre categorie principali:
- **Pre-renale:** problemi che influenzano il flusso sanguigno verso i reni.
  - Disidratazione
  - Shock (ipovolemico, cardiogeno)
  - Farmaci che influenzano l'apporto di sangue renale, come i FANS.
  - Disturbi cardiaci
- **Renale (o intrinseco):** Problemi direttamente collegati ai reni.
  - Glomerulonefrite
  - Farmaci nefrotossici (come alcuni antibiotici)
  - Malattie autoimmuni
  - Infezioni renali
  - Malattie vascolari renali
- **Post-renale:** ostruzioni che influenzano l'evacuazione dell'urina.
  - Calcoli renali
  - Ipertrofia della prostata
  - Tumori
  - Ostruzioni del tratto urinario

2. I SINTOMI DELL'ARI
I sintomi possono variare a seconda della gravità della condizione e della causa sottostante:
- Ridotta produzione di urina
- Ritenzione idrica, che provoca gonfiore alle gambe, alle caviglie o ai piedi.

- Respiro corto
- Stanchezza
- Confusione
- Nausea
- Battito cardiaco irregolare

3. DIAGNOSI
La diagnosi si basa generalmente su :
- Anamnesi e sintomi del paziente
- Analisi del sangue per misurare la creatinina e l'urea
- Analisi delle urine
- Ecografia o altri test di imaging

4. TRATTAMENTO
Il trattamento dipende dalla causa della TRA:
- **Trattamento della causa sottostante:** ad esempio, l'interruzione di un farmaco nefrotossico o il trattamento di un'infezione.
- **Gestione dei sintomi e delle complicanze:** può includere farmaci per bilanciare i livelli elettrolitici, diuretici per aumentare la produzione di urina o altri trattamenti per gestire sintomi specifici.
- **Dialisi:** nei casi gravi in cui i reni non recuperano rapidamente la loro funzione, può essere necessaria una dialisi temporanea per sostituire la funzione di filtrazione dei reni.

5. PREVENZIONE
Anche se non tutte le cause di ARI possono essere prevenute, alcune misure preventive possono ridurre il rischio:
- Un'idratazione adeguata, in particolare durante l'attività fisica intensa o con il caldo.
- Usare con cautela i farmaci, in particolare quelli che possono influire sulla funzionalità renale.
- Controlli sanitari regolari per le persone a rischio.

L'insufficienza renale acuta è un'emergenza medica che richiede un intervento rapido. Con una diagnosi precoce e una gestione adeguata, la funzione renale può spesso essere ripristinata. La chiave è il riconoscimento rapido dei sintomi e l'intervento medico immediato.

- **Insufficienza renale cronica**

La malattia renale cronica (CKD) è una perdita progressiva e solitamente irreversibile della funzione renale. Si verifica quando i reni sono danneggiati e non riescono più a filtrare il sangue con la stessa efficacia di prima. Diamo un'occhiata più da vicino a questa malattia.

1. CAUSE DELLA CKD
Diverse condizioni possono portare alla CKD, tra cui :
- **Diabete:** è la causa più comune di CKD. L'eccesso di zucchero nel sangue può danneggiare i nefroni, le unità di filtrazione dei reni.
- **Ipertensione:** l'ipertensione non controllata può causare danni ai vasi sanguigni dei reni.
- **Glomerulonefrite:** infiammazione dei glomeruli, che sono le piccole unità di filtrazione dei reni.
- **Malattie ereditarie:** come la malattia renale policistica.
- **Ostruzioni urinarie:** come calcoli renali o ipertrofia prostatica.
- Malattie autoimmuni: come il lupus.

2. SINTOMI DELLA CKD
I sintomi sono spesso impercettibili e possono svilupparsi lentamente nel corso di diversi anni. Essi comprendono:
- Stanchezza e debolezza
- Respiro corto
- Gonfiore delle caviglie, dei piedi e delle mani
- Sensazione di prurito persistente
- Minzione frequente, soprattutto di notte
- Ipertensione

- Perdita di appetito
- Disturbi del sonno
- Nausea o vomito
- Problemi di concentrazione

3. DIAGNOSI
La diagnosi si basa su :
- **Esami del sangue:** misurazione dei livelli di creatinina e urea.
- **Analisi delle urine:** valutazione delle proteine e di altre anomalie.
- **Imaging medico:** ecografia, risonanza magnetica o TAC per visualizzare i reni.
- **Biopsia renale: viene** prelevato un piccolo campione di tessuto renale da esaminare al microscopio.

4. TRATTAMENTO
Sebbene la CKD spesso non possa essere invertita, è possibile gestire la condizione e rallentare la sua progressione:
- **Controllare le cause sottostanti: Ad esempio,** gestire il diabete o l'ipertensione.
- **Farmaci:** per trattare i sintomi e le complicazioni, come diuretici, antipertensivi o farmaci per regolare i livelli elettrolitici.
- **Cambiamenti nella dieta:** limitare l'assunzione di proteine, sale e altri minerali può aiutare a ridurre il carico di lavoro sui reni.
- **Dialisi:** quando i reni non possono più funzionare correttamente, può essere necessaria la dialisi per sostituire la loro funzione di filtrazione.
- **Trapianto di rene: si** tratta di un'opzione per alcuni pazienti, in cui un rene sano di un donatore sostituisce un rene malato.

5. PREVENZIONE

La prevenzione si basa sulla gestione delle condizioni sottostanti e sul mantenimento di uno stile di vita sano:
- Monitoraggio regolare della pressione sanguigna e dei livelli di zucchero nel sangue.
- Mantenere un peso sano.
- Adotti una dieta equilibrata.
- Limiti il consumo di alcolici ed eviti di fumare.
- Eviti i farmaci nefrotossici non essenziali.

La malattia renale cronica è una condizione medica seria con implicazioni potenzialmente gravi per la salute. Con una diagnosi precoce, una gestione appropriata e cambiamenti nello stile di vita, è possibile rallentare la sua progressione e gestire efficacemente i sintomi. La consapevolezza della CKD è fondamentale per garantire una gestione precoce e una migliore qualità di vita per i pazienti.

- **Altre indicazioni per la dialisi**

Sebbene l'insufficienza renale cronica e acuta siano le ragioni principali per cui si ricorre alla dialisi, ci sono altre condizioni mediche e situazioni che possono richiedere la dialisi. Ecco una panoramica di altre indicazioni per la dialisi:

1. INTOSSICAZIONE E OVERDOSE
- **Farmaci:** alcuni farmaci, come i barbiturici, il litio e l'aspirina, possono causare la dialisi se assunti in sovradosaggio.
- **Tossine: in caso di** intossicazione da alcune sostanze, la dialisi può aiutare a rimuovere la tossina dal sistema, come nel caso del glicole etilenico (antigelo) o del metanolo.

2. SQUILIBRIO ELETTROLITICO
- **Iperkaliemia grave:** un'elevata concentrazione di potassio nel sangue può essere fatale, con conseguenze sulla funzione cardiaca. Si può ricorrere alla dialisi per eliminare rapidamente il potassio in eccesso.
- **Gravi squilibri di altri elettroliti:** Ad esempio, livelli molto elevati di calcio o fosfato.

3. GRAVE ACIDOSI METABOLICA
Quando l'organismo produce un eccesso di acidi o non riesce ad eliminarli correttamente, questo può portare all'acidosi. In alcuni casi, il rene non riesce a ripristinare l'equilibrio acido-base, rendendo necessaria la dialisi.

4. SOVRACCARICO D'ACQUA
In alcuni pazienti, in particolare quelli con insufficienza cardiaca, la capacità dell'organismo di eliminare i liquidi in eccesso può essere compromessa, portando a un sovraccarico di liquidi. Se i diuretici non sono efficaci, può essere necessaria la dialisi per eliminare il liquido in eccesso.

5. SINDROMI DA MIELOMA
In alcuni casi di mieloma multiplo, vengono prodotte grandi quantità di proteine leggere (catene leggere), che possono danneggiare i reni. La dialisi può aiutare a rimuovere queste proteine dal sangue.

6. MALATTIE AUTOIMMUNI
In condizioni come il lupus eritematoso sistemico, in cui vi è una produzione anomala di anticorpi che possono danneggiare i reni, può essere necessaria la dialisi, soprattutto durante una grave riacutizzazione della malattia.

7. ALTRE MALATTIE SISTEMICHE

Alcune malattie, come la sclerodermia o la vasculite, possono avere un impatto sulla funzione renale. Nei casi avanzati o in presenza di complicazioni, la dialisi può essere un'opzione di trattamento.

Sebbene l'insufficienza renale rimanga l'indicazione più comune per la dialisi, questa viene utilizzata anche come trattamento vitale in una serie di altre situazioni mediche. La comprensione di queste indicazioni consente agli operatori sanitari di agire rapidamente quando un paziente potrebbe beneficiare di una procedura di dialisi. La capacità della dialisi di filtrare rapidamente il sangue da varie sostanze la rende essenziale in un'ampia gamma di contesti clinici.

Capitolo 2

L'AMBIENTE DI DIALISI

Organizzazione del reparto di dialisi

La gestione di un servizio di dialisi richiede un'organizzazione meticolosa per assicurare la sicurezza del paziente, fornire un'assistenza di qualità, ottimizzare le risorse e garantire il benessere dei professionisti. Ecco come è generalmente organizzato un reparto di dialisi:

1. STRUTTURA DEL SERVIZIO

- **Sale di dialisi:** queste aree sono dotate di sedie o letti per i pazienti, nonché di macchine per la dialisi, apparecchiature di monitoraggio e altre attrezzature essenziali.
- **Area di accoglienza:** per registrare i pazienti all'arrivo, gestire i loro appuntamenti e indirizzarli verso la sala dialisi.
- **Aree di preparazione:** queste aree sono dedicate alla preparazione delle soluzioni di dialisi e delle attrezzature necessarie.

2. PERSONALE DEL DIPARTIMENTO

- **Infermieri specializzati in dialisi:** svolgono un ruolo centrale nella gestione delle sedute, monitorando i pazienti, preparando le macchine e gestendo eventuali complicazioni.
- **Nefrologi:** specialisti del rene che supervisionano il trattamento, regolano i parametri della dialisi e trattano le complicazioni mediche.
- **Tecnici di dialisi:** preparano e mantengono le macchine, si assicurano che le apparecchiature funzionino correttamente e talvolta aiutano durante le sedute.
- **Assistenti sociali:** forniscono supporto per gli aspetti non medici, come la consulenza, il rinvio alle risorse o la gestione dei problemi sociali e finanziari.

- **Dietisti:** consigliano i pazienti sulle diete appropriate per la dialisi e li aiutano a gestire le restrizioni alimentari.
- **Personale amministrativo:** gestisce gli aspetti amministrativi come la prenotazione degli appuntamenti, la fatturazione e il coordinamento con altri servizi medici.

3. PROTOCOLLI E PROCEDURE

- **Procedure di ammissione:** valutazione iniziale del paziente, creazione della cartella clinica, pianificazione del programma di dialisi.
- **Protocolli di sicurezza:** definiscono le misure per prevenire le infezioni, gestire i rifiuti medici, garantire la sterilizzazione delle attrezzature e assicurare la sicurezza dei pazienti e del personale.
- **Formazione continua:** programmi regolari per il personale, per tenerlo aggiornato sulle ultime tecniche, ricerche e standard di sicurezza nella dialisi.

4. COLLABORAZIONE INTERDISCIPLINARE

- **Riunioni regolari:** queste riunioni tra nefrologi, infermieri, tecnici, dietisti e assistenti sociali consentono di esaminare i casi dei pazienti, di discutere le sfide e di coordinare l'assistenza.
- **Collegamento con altri servizi:** collaborazione con i servizi di radiologia per le fistole arterovenose, con la chirurgia per i trapianti di rene o con la psicologia per il supporto emotivo.

5. MIGLIORAMENTO CONTINUO

- **Feedback dei pazienti:** sondaggi o interviste per capire l'esperienza dei pazienti e suggerire miglioramenti.
- **Audit interno:** revisione regolare dei processi, dei risultati dei pazienti e degli standard di cura per identificare le aree di miglioramento.

L'organizzazione di un servizio di dialisi è un compito complesso che richiede uno stretto coordinamento tra molti professionisti e un'attenzione costante alla sicurezza e alla qualità delle cure. Un servizio ben gestito non solo migliora i risultati dei pazienti, ma contribuisce anche al loro benessere generale e a quello dei professionisti che li assistono.

Attrezzatura necessaria per una seduta di dialisi

• Macchine per la dialisi

La macchina per dialisi è il cuore del trattamento di dialisi. Il suo design e il suo funzionamento sono essenziali per purificare il sangue dei pazienti affetti da insufficienza renale. Questa sezione esplora la struttura, il funzionamento e la manutenzione di queste macchine.

1. STRUTTURA E COMPONENTI DELLA MACCHINA
- **Monitor:** visualizza i parametri di dialisi come il flusso sanguigno, il tempo trascorso, il volume della soluzione di dialisi e altre informazioni essenziali.
- **Pompa del sangue:** regola la circolazione del sangue del paziente attraverso il dializzatore.
- **Dializzatore:** noto anche come "rene artificiale", è il luogo in cui avviene lo scambio tra il sangue del paziente e la soluzione di dialisi.
- **Pompe per la soluzione di dialisi:** controllano il flusso della soluzione di dialisi attraverso il dializzatore.
- **Sistema di riscaldamento:** riscalda la soluzione di dialisi a una temperatura adeguata prima che raggiunga il dializzatore.
- **Sistema di allarme:** avverte di anomalie o malfunzionamenti.

2. COME FUNZIONA

- **Preparazione della macchina:** prima di ogni sessione, la macchina viene preparata, assicurandosi che tutti i componenti funzionino correttamente e che le soluzioni necessarie siano pronte.
- **Circolazione sanguigna:** il sangue viene prelevato dal paziente, di solito attraverso un accesso vascolare come una fistola, e poi pompato attraverso il dializzatore.
- **Purificazione:** nel dializzatore, il sangue viene separato dalla soluzione di dialisi da una membrana semipermeabile. I prodotti di scarto e i liquidi in eccesso vengono trasferiti dal flusso sanguigno alla soluzione di dialisi, che viene poi drenata.
- **Ritorno del sangue:** dopo il passaggio attraverso il dializzatore, il sangue purificato viene restituito al paziente.

3. CURA E MANUTENZIONE

- **Pulizia quotidiana:** dopo ogni sessione, la macchina viene pulita per evitare infezioni e garantire prestazioni ottimali.
- **Disinfezione:** Le macchine vengono regolarmente disinfettate per eliminare qualsiasi contaminazione microbica.
- **Manutenzione regolare:** i componenti come le pompe e i sistemi di allarme vengono controllati e revisionati regolarmente per garantire il loro corretto funzionamento.
- **Sostituzione delle parti: nel corso del** tempo, alcune parti possono usurarsi e devono essere sostituite per garantire un trattamento sicuro ed efficace.

4. INNOVAZIONI E PROGRESSI TECNOLOGICI
- **Macchine portatili:** le nuove macchine compatte consentono ai pazienti di ricevere la dialisi a casa o in viaggio.
- **Personalizzazione: Grazie ai** progressi tecnologici, i parametri di dialisi possono essere ulteriormente personalizzati per ogni paziente.
- **Tecnologie di integrazione: Le** macchine moderne possono spesso essere integrate con altri sistemi ospedalieri, consentendo il monitoraggio e la gestione a distanza.

Le macchine per la dialisi sono dispositivi complessi e vitali che richiedono un'attenzione costante e una manutenzione meticolosa. Comprendere la loro struttura e il loro funzionamento è essenziale per qualsiasi professionista che lavori in un reparto di dialisi. Con il progredire della tecnologia, queste macchine continuano ad evolversi, offrendo un'assistenza migliore ai pazienti affetti da insufficienza renale.

• Forniture e materiali di consumo
Nell'ambiente della dialisi, è fondamentale avere le forniture e i materiali di consumo giusti per garantire un'assistenza sicura ed efficace al paziente. Questi articoli sono generalmente monouso per prevenire le infezioni e garantire la sterilità. Ecco una panoramica delle forniture e dei materiali di consumo comunemente utilizzati nel reparto di dialisi:

1. ACCESSO VASCOLARE
- **Cateteri:** utilizzati per un accesso temporaneo o permanente, vengono inseriti in vasi sanguigni di grandi dimensioni.
- **Aghi:** progettati appositamente per fistole e innesti arterovenosi.
- **Bende e medicazioni:** per coprire e proteggere il sito di accesso dopo la dialisi.

2. DIALIZZATORE E CIRCUITI

- **Macchine per dialisi monouso:** note anche come "reni artificiali", contengono una membrana semipermeabile per filtrare il sangue.
- **Tubi:** tubi che collegano il paziente alla macchina per la dialisi.
- **Soluzioni di risciacquo:** per preparare e testare il circuito prima della dialisi.

3. SOLUZIONI PER LA DIALISI

- **Sacchetti di soluzione concentrata:** vengono mescolati con acqua purificata per creare la soluzione di dialisi.
- **Acido bicarbonato:** spesso utilizzato per regolare il pH della soluzione di dialisi.

4. FARMACI E ANTICOAGULANTI

- **Eparina:** previene la coagulazione del sangue durante la dialisi.
- **Farmaci per il trattamento delle complicazioni:** come farmaci antipertensivi, soluzioni di calcio o farmaci anti-nausea.

5. MATERIALI PER LA PULIZIA E LA DISINFEZIONE

- **Soluzioni disinfettanti:** Per la pulizia di macchine e superfici.
- **Salviette sterili:** per la pulizia dei siti di accesso o delle aree della pelle.

6. FORNITURE DI PROVA

- **Strisce reattive:** per controllare la qualità dell'acqua e la concentrazione della soluzione.
- **Kit per il prelievo di sangue:** per monitorare i livelli di elettroliti, la funzionalità renale e altri parametri importanti.

7. ARTICOLI VARI
- **Guanti monouso:** per la protezione e la prevenzione delle infezioni.
- **Sacchetti per rifiuti medici:** per lo smaltimento sicuro dei materiali di consumo usati.
- **Siringhe e aghi:** per somministrare farmaci o prelevare campioni.

8. DISPOSITIVI DI PROTEZIONE PERSONALE (DPI)
- **Camici:** proteggono il personale dal contatto accidentale con sangue o soluzioni.
- **Maschere e occhiali:** protegga dagli schizzi.
- **Berretti e soprascarpe:** per mantenere un ambiente sterile.

Le forniture e i materiali di consumo per la dialisi svolgono un ruolo essenziale nel garantire che il trattamento sia non solo efficace, ma anche sicuro per i pazienti e il personale sanitario. La gestione di questi materiali di consumo richiede un'organizzazione rigorosa, una conservazione appropriata e una formazione continua del personale per garantirne l'uso corretto ed efficace.

Standard di salute e sicurezza

L'igiene e la sicurezza sono di fondamentale importanza in un reparto di dialisi. I pazienti in dialisi sono spesso immunocompromessi e a maggior rischio di infezioni. Inoltre, il processo di dialisi comporta l'esposizione diretta al sangue, aumentando il rischio di trasmissione di malattie. Ecco una panoramica degli standard essenziali di salute e sicurezza nel contesto della dialisi:

1. IGIENE DELLE MANI

- **Lavarsi regolarmente le mani:** prima e dopo ogni paziente, prima e dopo aver indossato i guanti e dopo qualsiasi contatto con i fluidi corporei.
- **Uso di disinfettanti a base di alcol:** oltre a lavarsi le mani con acqua e sapone.

2. EQUIPAGGIAMENTO DI PROTEZIONE PERSONALE (DPI)

- **Guanti:** Si cambi tra un paziente e l'altro e dopo qualsiasi contatto con il sangue o altri fluidi corporei.
- **Camici, maschere, occhiali:** da indossare durante le procedure in cui vi è il rischio di schizzi.
- **Manipolazione e smaltimento:** rimuovere e smaltire correttamente i DPI per evitare la contaminazione incrociata.

3. DISINFEZIONE E STERILIZZAZIONE

- **Superfici:** pulisca e disinfetti regolarmente le superfici, soprattutto quelle a diretto contatto con il paziente o con le apparecchiature.
- **Macchine per dialisi:** segua le istruzioni specifiche del produttore per la pulizia e la disinfezione.
- **Strumenti riutilizzabili:** sterilizzare secondo gli standard medici dopo ogni utilizzo.

4. GESTIONE DEI RIFIUTI

- **Contenitori specifici:** utilizzare contenitori specificamente progettati per i rifiuti biomedici.
- **Smaltimento sicuro:** si assicuri che i rifiuti vengano raccolti e smaltiti in conformità agli standard normativi.

5. SICUREZZA DEL PAZIENTE

- **Formazione:** I pazienti devono essere informati sui rischi, i benefici e la procedura della dialisi.

- **Monitoraggio:** monitoraggio costante dei pazienti durante la dialisi, per individuare eventuali problemi in una fase precoce.

6. SICUREZZA DEL PERSONALE
- **Formazione:** Il personale deve essere regolarmente formato sulle migliori pratiche di salute e sicurezza.
- **Vaccinazioni:** assicurarsi che tutto il personale sia aggiornato con le vaccinazioni necessarie, in particolare l'epatite B.

7. PREVENZIONE DELLE INFEZIONI
- **Controllo dell'acqua:** l'acqua utilizzata per la dialisi deve essere regolarmente testata e trattata per eliminare i contaminanti.
- **Prevenzione delle infezioni legate all'accesso vascolare:** utilizzare tecniche asettiche per l'inserimento e la manutenzione di cateteri, fistole e innesti. Emergenze
- **Equipaggiamento di emergenza:** abbia a disposizione un equipaggiamento di emergenza, come un defibrillatore, un kit di emergenza e ossigeno.
- **Protocolli di emergenza:** il personale deve essere addestrato a reagire rapidamente alle emergenze come cadute, reazioni allergiche o complicazioni cardiovascolari.

Gli standard di igiene e sicurezza nella dialisi sono essenziali per proteggere sia i pazienti che il personale. Richiedono una vigilanza costante, una formazione regolare e un aggiornamento in linea con le nuove ricerche e raccomandazioni. Rispettando questi standard, i servizi di dialisi possono offrire un'assistenza di alta qualità, riducendo al minimo i rischi per tutti.

Capitolo 3

IL RUOLO DELL'INFERMIERE DI DIALISI

Preparare il paziente

- **Valutazione clinica**

La valutazione clinica è una parte fondamentale della gestione dei pazienti in dialisi. Serve a determinare lo stato di salute generale del paziente, l'efficacia della dialisi e l'eventuale presenza di complicazioni o nuove patologie. Ecco una guida dettagliata alla valutazione clinica di un paziente in dialisi:

1. DOMANDE
- **Sintomi generali:** stanchezza, perdita di peso, febbre, nausea, vomito o altri sintomi insoliti.
- **Sintomi specifici:** crampi, prurito, respiro corto, edema, ipertensione o ipotensione, dolore al sito di accesso vascolare.
- **Farmaci:** tutti i farmaci attuali, le modifiche recenti, le allergie ai farmaci e gli effetti collaterali.
- **Anamnesi medica:** malattie precedenti, interventi chirurgici, ricoveri e altri trattamenti medici.

2. ESAME FISICO
- **Vitalità:** misurazione della pressione sanguigna, della frequenza cardiaca, della frequenza respiratoria e della temperatura.
- **Sito di accesso vascolare:** verificare la presenza di arrossamento, gonfiore, calore o dolore. Ascoltare i suoni del flusso sanguigno (brivido) per confermare il corretto funzionamento.
- **Esame cardiovascolare:** ascoltare i suoni cardiaci, verificare la presenza di edema nelle gambe, valutare la circolazione periferica.
- **Esame polmonare:** ascoltare i polmoni alla ricerca di respiro affannoso, rantoli o altri suoni anomali.
- **Esame addominale:** palpare per rilevare qualsiasi massa, dolore o distensione.

3. VALUTAZIONI DI LABORATORIO
- **Esami del sangue:** misurare i livelli di urea, creatinina, elettroliti, bicarbonato, emoglobina e altri indicatori importanti per valutare la funzione renale e l'efficacia della dialisi.
- **Esami delle urine:** per verificare la presenza di proteine, sangue o altre anomalie.
- **Altri esami specifici:** ad esempio, i livelli di ormone paratiroideo per i pazienti con iperparatiroidismo secondario.

4. VALUTAZIONI DELLA QUALITÀ DELLA VITA
- **Stati emotivi e mentali:** depressione, ansia o altri problemi psicologici comuni nei pazienti in dialisi.
- **Livello di attività e capacità funzionale:** valutare la capacità del paziente di svolgere le attività quotidiane.

5. VALUTAZIONE NUTRIZIONALE
- **Peso:** monitorare le fluttuazioni di peso per valutare l'equilibrio dei liquidi.
- **Assunzione di cibo:** esaminare la dieta per assicurarsi che sia adatta alla condizione dei reni.

6. VALUTAZIONI PERIODICHE
- **Rivalutazione regolare:** i pazienti devono essere valutati regolarmente per monitorare i loro progressi e modificare il trattamento, se necessario.
- **Consultazioni con altri specialisti:** se necessario, ad esempio un cardiologo, un endocrinologo o uno psicologo.

La valutazione clinica è un processo continuo che richiede attenzione ai dettagli, ascolto attivo e stretta collaborazione con il paziente. Consente di individuare precocemente i problemi, di adattare il trattamento e di fornire un'assistenza completa, ottimizzando i risultati per i pazienti in dialisi.

• Preparazione psicologica

La dialisi è una transizione importante per la maggior parte dei pazienti. Oltre alle implicazioni fisiche, la dialisi può avere un profondo impatto emotivo e psicologico. La preparazione psicologica è quindi essenziale per aiutare i pazienti a gestire questa nuova fase della loro vita.

1. RICONOSCERE L'IMPATTO EMOTIVO

- **Cambiamenti dello stile di vita:** inclusi i cambiamenti nella routine quotidiana e l'impegno nel trattamento.
- **Paure e ansie:** riconoscere le preoccupazioni relative alla procedura, al futuro e ai cambiamenti di salute.
- **Sentimenti di perdita:** identificare i sentimenti di perdita della normale funzione renale e dell'indipendenza.

2. SUPPORTO EMOTIVO

- **Gruppi di sostegno:** indirizzare i pazienti verso gruppi di sostegno dove possono condividere le loro esperienze e imparare dagli altri.
- **Terapia individuale:** per coloro che ne hanno bisogno, la terapia può aiutare a gestire i sentimenti di depressione, ansia o lutto.
- **Famiglia e amici:** incoraggiare i pazienti a parlare dei loro sentimenti e delle loro preoccupazioni con le persone vicine.

3. EDUCAZIONE E INFORMAZIONE

- **Processo di dialisi:** spiegare in dettaglio cosa aspettarsi durante la dialisi può aiutare a ridurre l'ansia.
- **Gestione dei sintomi:** informazioni su come gestire gli effetti collaterali più comuni, come stanchezza, crampi o pressione bassa.

- **Diritti del paziente:** rassicurare i pazienti sui loro diritti, compreso il diritto di partecipare al processo decisionale sul loro trattamento.

4. TECNICHE DI GESTIONE DELLO STRESS
- **Rilassamento:** insegnare ai pazienti tecniche come la respirazione profonda, la meditazione e la visualizzazione guidata.
- **Attività fisica:** incoraggiare un'attività fisica adeguata per ridurre lo stress e migliorare l'umore.
- **Hobby e attività ricreative:** motivare i pazienti a perseguire o trovare nuovi hobby per distrarsi e rilassarsi.

5. PREPARARSI AI CAMBIAMENTI DI ROUTINE
- **Pianificazione:** aiutare i pazienti a pianificare il loro orario per adattarlo alle sedute di dialisi.
- **Adattamento al posto di lavoro:** discuta con il suo datore di lavoro le possibili soluzioni, come ad esempio un orario di lavoro flessibile.

6. INCORAGGIARE L'AUTONOMIA
- **Formazione per l'auto-dialisi:** alcuni pazienti possono scegliere l'auto-dialisi a domicilio. Una formazione adeguata può rafforzare il loro senso di indipendenza.
- **Partecipazione attiva:** incoraggiare i pazienti a fare domande e a partecipare attivamente al loro trattamento.

7. MONITORAGGIO CONTINUO
- **Follow-up regolare:** pianificare consultazioni regolari con uno psicologo o un consulente per monitorare lo stato emotivo e psicologico del paziente.

La preparazione psicologica è un aspetto cruciale della gestione dei pazienti in dialisi. Riconoscere e affrontare le sfide emotive e mentali associate alla dialisi può migliorare la qualità di vita del paziente e aumentare la compliance al trattamento. Un approccio olistico che comprenda il supporto emotivo, l'educazione e la gestione dello stress è essenziale per sostenere i pazienti durante il loro percorso di dialisi.

Impostazione e monitoraggio della dialisi

• Collegare e scollegare

Una delle fasi più tecniche del processo di dialisi è il collegamento e lo scollegamento del paziente da e verso la macchina per la dialisi. Questa procedura, che richiede precisione e vigilanza, è essenziale per garantire la sicurezza del paziente. Ecco una panoramica dettagliata di queste fasi:

1. PREPARAZIONE
- **Controllo delle attrezzature:** assicurarsi che tutti i materiali di consumo siano disponibili: linee di dialisi, soluzione di dialisato, anticoagulanti, medicazioni, guanti sterili, ecc.
- **Controllo della macchina: si assicuri che** la macchina per la dialisi sia pulita, funzionante e pronta per la seduta.
- **Preparazione del paziente:** verificare che il sito di accesso vascolare non presenti segni di infezione o complicazione.

2. CONNESSIONE
- **Lavarsi le mani:** questo è un passo fondamentale per evitare la contaminazione.

- **Preparazione del sito di accesso:** pulire il sito di accesso vascolare con un antisettico adatto e lasciare asciugare.
- **Collegamento:** collegare le linee di dialisi alla macchina. Assicurarsi che l'aria sia completamente rimossa dalle linee per evitare l'embolia gassosa.
- **Inserimento degli aghi:** se il paziente utilizza una fistola o un innesto, inserire gli aghi secondo i protocolli. Se il paziente utilizza un catetere, lo colleghi alle linee.
- **Avviare la dialisi: una volta che** tutto è collegato correttamente, avviare il processo di dialisi seguendo i parametri prescritti.

3. MONITORAGGIO

- **Durante la dialisi:** monitorare continuamente il paziente per rilevare segni di malessere, ipotensione o altre complicazioni.
- **Monitoraggio della macchina: si assicuri** che la macchina funzioni correttamente e che gli allarmi siano attivati.

4. SCOLLEGARE

- **Arresto della macchina:** al termine della sessione, fermare la macchina per la dialisi e monitorare i segni vitali del paziente.
- **Rimozione degli aghi:** rimuovere delicatamente gli aghi dalla fistola o dall'innesto, esercitando una leggera pressione per evitare il sanguinamento.
- **Disconnessione del catetere:** se viene utilizzato un catetere, scollegarlo dalle linee di dialisi.
- **Pulizia del sito:** Pulire nuovamente il sito di accesso con un antisettico.
- **Medicazione:** applicare una medicazione sterile al sito di accesso.

5. DOPO LA DIALISI
- **Monitoraggio post-dialisi:** monitorare il paziente per un certo periodo di tempo per assicurarsi che non ci siano complicazioni post-dialisi.
- **Consigli al paziente:** dica al paziente cosa deve fare attenzione quando torna a casa e quando deve tornare per la seduta successiva.

Il collegamento e lo scollegamento della macchina per dialisi sono fasi vitali che richiedono una formazione approfondita, abilità e attenzione costante. Se eseguite correttamente, queste procedure garantiscono la sicurezza del paziente e un trattamento efficace.

• Monitoraggio continuo
Un monitoraggio adeguato e continuo è essenziale durante le sessioni di dialisi per garantire la sicurezza del paziente e ottimizzare i risultati del trattamento. Ecco una panoramica dettagliata del monitoraggio continuo durante il trattamento di dialisi:

1. MONITORARE I SEGNI VITALI
- **Frequenza cardiaca:** si assicuri che la frequenza cardiaca rimanga in un intervallo normale per il paziente. Le variazioni possono indicare una complicazione.
- **Pressione arteriosa:** durante la dialisi possono verificarsi bruschi cambiamenti nella pressione arteriosa, soprattutto a causa della rapida rimozione dei liquidi.
- **Temperatura:** un aumento della temperatura può indicare un'infezione.
- **Respirazione:** osservi la frequenza e la profondità della respirazione. Una respirazione superficiale o rapida può segnalare un problema.

2. OSSERVAZIONE DELL'ACCESSO VASCOLARE

- **Aspetto:** controlli regolarmente l'area di accesso per verificare la presenza di segni di infezione, arrossamento, gonfiore o ematoma.
- **Flusso sanguigno:** assicurarsi che il flusso sanguigno sia stabile e che non vi siano segni di ostruzione o complicazioni.

3. MONITORAGGIO DELLA MACCHINA PER DIALISI

- **Parametri:** Assicurarsi che tutti i parametri (come la velocità di flusso del dialisato, la temperatura, la pressione, ecc.
- **Allarmi: si** assicuri che tutti gli allarmi funzionino correttamente. In caso di allarme, identifichi rapidamente la causa e intervenga se necessario.

4. VALUTAZIONE DEL BENESSERE DEL PAZIENTE

- **Sintomi generali:** chieda regolarmente ai pazienti di parlare della loro condizione, in particolare se avvertono vertigini, nausea, crampi o qualsiasi altro disagio.
- **Stato emotivo: si assicuri** che il paziente sia rilassato e rassicurato. Un aumento dell'ansia o del disagio emotivo può avere effetti dannosi.

5. MONITORAGGIO DEL PESO E DELL'EQUILIBRIO DEI LIQUIDI

- **Peso:** pesare il paziente prima e dopo ogni sessione per valutare la quantità di liquido rimosso.
- **Volume urinario:** se il paziente continua a produrre urina, misurare e documentare il volume.

6. MONITORARE LA QUALITÀ DEL DIALISATO

- **Concentrazione:** assicurarsi che la soluzione del dialisato abbia la giusta concentrazione di elettroliti.
- **Temperatura: si assicuri** che rimanga nell'intervallo prescritto.

7. VALUTAZIONE DEI SINTOMI POST-DIALISI
- **Sintomi comuni:** Dopo la dialisi, alcuni pazienti possono accusare stanchezza, crampi o mal di testa. Monitorare questi sintomi e informare il medico se necessario.

8. DOCUMENTAZIONE
- **Cartella clinica del paziente:** registrare tutti i dettagli rilevanti della seduta, comprese le impostazioni della macchina, i segni vitali, gli incidenti o le complicazioni e qualsiasi procedura eseguita.

Il monitoraggio continuo è un elemento chiave per la sicurezza e l'efficacia del trattamento dialitico. L'infermiere o il tecnico devono essere addestrati a riconoscere rapidamente i segnali di allarme e a intervenire in modo appropriato. Un monitoraggio attento non solo assicura il benessere fisico del paziente, ma contribuisce anche alla sua tranquillità durante questa procedura essenziale.

Gestione delle complicazioni

- **Ipotensione**

L'ipotensione, o pressione bassa, è una delle complicazioni più comuni della dialisi, in particolare dell'emodialisi. Una comprensione approfondita di questa complicanza è fondamentale per la sua prevenzione e gestione.

1. DEFINIZIONE E DIAGNOSI
- **Che cos'è l'ipotensione?** Una diminuzione della pressione arteriosa sistolica inferiore a 90 mmHg o una diminuzione di oltre 20 mmHg rispetto alla pressione iniziale del paziente.

- **Segni e sintomi:** affaticamento, vertigini, nausea, crampi, annebbiamento visivo, palpitazioni, dolore al petto e, nei casi più gravi, perdita di coscienza.

2. CAUSE DI IPOTENSIONE IN DIALISI

- **Prelievo rapido di liquidi:** un prelievo eccessivo in un breve lasso di tempo può ridurre il volume del sangue e causare ipotensione.
- **Disfunzione cardiaca:** i pazienti con una storia di problemi cardiaci possono avere una ridotta capacità di compensare i rapidi cambiamenti di volume.
- **Temperatura del dialisato:** un dialisato troppo caldo può causare vasodilatazione, abbassando la pressione sanguigna.
- **Farmaci antipertensivi:** l'assunzione di farmaci antipertensivi prima della dialisi può aumentare il rischio di ipotensione.
- **Pasti prima della dialisi:** mangiare poco prima o durante la dialisi può indirizzare il flusso sanguigno verso il tratto gastrointestinale, riducendo il ritorno di sangue al cuore.

3. PREVENZIONE

- **Regolazione del volume del fluido da prelevare:** stimare con precisione il volume del fluido da prelevare durante ogni sessione.
- **Monitorare la temperatura del dialisato:** mantenere il dialisato a una temperatura adeguata per ridurre al minimo la vasodilatazione.
- **Gestione dei farmaci:** rivedere e regolare i farmaci antipertensivi prima della dialisi.
- **Consigli sui pasti:** consigliare ai pazienti di evitare di mangiare poco prima o durante la dialisi.

4. GESTIONE DELL'IPOTENSIONE

- **Interrompere il prelievo di liquidi:** interrompere o ridurre il prelievo di liquidi non appena viene rilevata l'ipotensione.
- **Posizionamento del paziente:** posizionare il paziente nella posizione di Trendelenburg (testa più bassa dei piedi) per aumentare il ritorno venoso.
- **Somministrazione di liquidi:** somministrare una soluzione salina per aumentare il volume del sangue.
- **Monitoraggio continuo:** monitorare attentamente i segni vitali finché non si stabilizzano.
- **Valutazione della terapia farmacologica:** riesamini la terapia farmacologica del paziente, in particolare quella antipertensiva, e si regoli di conseguenza.

L'ipotensione durante la dialisi è una complicanza comune ma gestibile. Un monitoraggio attento, un intervento tempestivo e un'accurata educazione del paziente sulle misure preventive sono essenziali per garantire la sicurezza e il benessere del paziente durante le sessioni di dialisi.

• Crampi

I crampi muscolari sono una complicanza comune durante l'emodialisi. Spesso sono dolorosi e possono influire notevolmente sulla qualità di vita dei pazienti. Capire i crampi durante la dialisi e sapere come prevenirli e gestirli è essenziale per garantire il comfort del paziente.

1. DEFINIZIONE E DIAGNOSI

- **Che cos'è un crampo?** Una contrazione involontaria, improvvisa e dolorosa di un muscolo o di un gruppo di muscoli.
- **Le aree interessate:** Sebbene qualsiasi muscolo possa essere interessato, i crampi durante la dialisi colpiscono più comunemente i muscoli delle gambe.

2. CAUSE DEL CRAMPO IN DIALISI

- **Rimozione rapida di liquidi**: la rimozione rapida di liquidi durante l'emodialisi può ridurre il volume del sangue e la concentrazione di elettroliti, causando crampi.
- **Squilibrio elettrolitico**: livelli anomali di alcuni elettroliti, in particolare sodio, potassio e calcio, possono causare crampi.
- **Accumulo di tossine**: la dialisi può non eliminare tutte le tossine in modo efficace, il che può influire sulla funzione muscolare.

3. PREVENZIONE

- **Prelievo moderato di liquidi**: si assicuri di prelevare il volume di liquidi prescritto a una velocità moderata, evitando un prelievo troppo rapido.
- **Monitoraggio degli elettroliti**: tenere sotto controllo i livelli elettrolitici del paziente e regolare il dialisato, se necessario.
- **Integrazione di taurina**: alcuni studi suggeriscono che la taurina può aiutare a prevenire i crampi durante la dialisi, anche se sono necessarie ulteriori ricerche.

4. GESTIONE DEI CRAMPI

- **Ridurre il prelievo di liquidi**: se il paziente inizia a soffrire di crampi, considerare di ridurre la velocità del prelievo di liquidi.
- **Stiramento del muscolo interessato**: chieda al paziente di stirare delicatamente il muscolo interessato. Ad esempio, per un crampo al polpaccio, il paziente può provare ad allungare la gamba e a tirare delicatamente le dita dei piedi verso di sé.
- **Integratori elettrolitici**: Se si sospetta uno squilibrio elettrolitico, prendere in considerazione la regolazione del dialisato o l'integrazione.

- **Farmaci:** in alcuni casi, possono essere prescritti farmaci come il chinino o altri antispastici, anche se il loro uso può avere effetti collaterali.

I crampi durante la dialisi possono essere fastidiosi e disturbanti per i pazienti. Un monitoraggio attento, un intervento tempestivo e un'accurata educazione del paziente sulla prevenzione e la gestione dei crampi possono contribuire a migliorare l'esperienza della dialisi e la qualità della vita.

- ## Altre complicazioni comuni
Sebbene la dialisi sia una procedura salvavita, è associata a una serie di potenziali complicazioni. Oltre alla pressione bassa e ai crampi, possono insorgere altre complicazioni durante o dopo una sessione di dialisi.

1. INFEZIONE
- **Accesso vascolare:** l'accesso (fistola, innesto o catetere) è una via potenziale di infezione.
- **Prevenzione:** Assicurare una tecnica asettica durante il collegamento e lo scollegamento. Monitorare regolarmente l'accesso per individuare eventuali segni di infezione.
- **Gestione: se ci sono** segni di infezione, il trattamento può includere antibiotici e, in alcuni casi, un intervento chirurgico per rimuovere un catetere infetto.

2. ANEMIA
- **Causa: la** perdita di sangue durante le sedute e la ridotta produzione di eritropoietina da parte di reni malati possono portare all'anemia.

- **Prevenzione:** ridurre al minimo la perdita di sangue durante la dialisi e monitorare regolarmente i livelli di emoglobina ed ematocrito.
- **Gestione:** somministrazione di eritropoietina e integratori di ferro, se necessario.

3. PROBLEMI OSSEI E MINERALI
- **Causa:** la malattia renale può influenzare l'equilibrio di calcio e fosforo, con conseguenze sulle ossa.
- **Prevenzione:** dieta controllata, farmaci leganti il fosforo e regolazione del dialisato.
- **Gestione:** integratori di calcio, vitamina D attiva e altri farmaci per regolare il metabolismo osseo.

4. SINDROME DA ESAURIMENTO DA DIALISI
- **Causa:** affaticamento dopo la dialisi, dovuto ai rapidi cambiamenti del volume corporeo e dell'equilibrio elettrolitico.
- **Prevenzione:** regolazione della velocità e della quantità di prelievo del fluido.
- **Gestione:** riposo e, in alcuni casi, adattamento del programma di dialisi.

5. MALFUNZIONAMENTO DELL'ACCESSO VASCOLARE
- **Causa:** ostruzioni, stenosi o trombosi possono interessare la fistola, l'innesto o il catetere.
- **Prevenzione:** monitoraggio regolare dell'accesso, tecniche asettiche ed evitare la compressione.
- **Gestione:** interventi chirurgici o radiologici per ripristinare la circolazione.

6. COMPLICAZIONI ASSOCIATE AL DIALISATO
- **Causa:** squilibri elettrolitici, contaminazione o reazioni allergiche.

- **Prevenzione:** controllo della composizione del dialisato e manutenzione regolare della macchina per dialisi.
- **Gestione:** regolazione del dialisato e trattamento dei sintomi.

La conoscenza delle potenziali complicanze associate alla dialisi è essenziale per la loro prevenzione e gestione. Il monitoraggio costante, la comunicazione aperta con il paziente e la formazione continua sono fondamentali per garantire la sicurezza e il benessere del paziente durante e dopo ogni sessione di dialisi.

Educazione del paziente

L'educazione dei pazienti in dialisi è essenziale per la loro autonomia, la loro sicurezza e il successo del loro trattamento. Un'informazione adeguata può aiutare i pazienti a comprendere meglio la loro condizione, ad aderire al trattamento e a svolgere un ruolo attivo nella gestione della loro salute.

1. INTRODUZIONE ALLA DIALISI
- **Che cos'è la dialisi?** Spiegazione dei principi fondamentali.
- **Perché è necessaria?** Discussione sulla funzione renale e sulle ragioni della dialisi.
- **Tipi di dialisi:** emodialisi vs. dialisi peritoneale.

2. COMPRENDERE L'INSUFFICIENZA RENALE
- **Cosa fanno i reni?** L'importanza dei reni nell'organismo.
- **Cause dell'insufficienza renale:** acuta vs. cronica.
- **Segni e sintomi:** come riconoscere i problemi.

3. ACCESSO VASCOLARE
- **Tipi di accesso:** fistola, innesto, catetere.
- **Cura dell'accesso:** igiene, monitoraggio e prevenzione delle complicazioni.

4. SESSIONE DI DIALISI TIPICA
- **Prima della sessione:** preparazione e aspettative.
- **Durante la seduta:** processo, monitoraggio e gestione dei sintomi.
- **Dopo la seduta:** recupero, monitoraggio e assistenza domiciliare.

5. DIETA E LIQUIDI
- **L'importanza della dieta:** L'impatto della dieta sulla dialisi e sulla salute dei reni.
- **Limiti di fluidi:** importanza e consigli per la gestione.
- **Elettroliti da tenere sotto controllo:** potassio, fosforo, calcio, sodio.

6. FARMACI
- **Farmaci comuni:** Antipertensivi, integratori di ferro, leganti del fosforo.
- **Importanza dell'adesione:** conseguenze della non adesione.
- **Gestire gli effetti collaterali:** come riconoscerli e cosa fare.

7. GESTIONE DELLE COMPLICAZIONI
- **Riconoscimento:** segni e sintomi delle complicanze più comuni.
- Cosa si deve fare in caso di complicazioni? Primo soccorso e quando cercare aiuto.

8. VITA QUOTIDIANA E SUPPORTO EMOTIVO
- **Attività quotidiane:** lavoro, sport, tempo libero.
- **Supporto emotivo:** gestire lo stress, la depressione e l'ansia.
- **Risorse disponibili:** gruppi di sostegno, terapie, servizi sociali.

9. PROSPETTIVE FUTURE
- **Trapianto di rene:** cosa deve sapere e come prepararsi.
- **Nuove tecnologie e trattamenti:** tenersi al passo con gli ultimi progressi.

L'educazione del paziente è un pilastro centrale nella gestione dell'insufficienza renale e della dialisi. Fornendo ai pazienti gli strumenti e le informazioni di cui hanno bisogno, gli operatori sanitari possono aiutarli a condurre una vita più sana, più indipendente e più soddisfacente.

Capitolo 4

TECNICHE SPECIALI

Emodialisi

- **Principi di base**

La dialisi è un processo complesso ma essenziale che sostituisce parzialmente la funzione dei reni quando questi non possono più svolgere il loro lavoro. Per un paziente alle prime armi, o per chiunque voglia capire questa procedura, è fondamentale conoscerne i principi di base.

1. CHE COS'È LA DIALISI?
- **Definizione:** La dialisi è una procedura medica che aiuta a rimuovere i rifiuti, il sale e l'acqua in eccesso dal corpo. Inoltre, aiuta a regolare i livelli sicuri di alcune sostanze chimiche essenziali nel sangue, come il potassio, il sodio e il bicarbonato.
- **Obiettivo:** la funzione principale della dialisi è mantenere l'equilibrio delle sostanze nel sangue, cosa che i reni malati non possono più fare in modo efficace.

2. PERCHÉ È NECESSARIO?
- **Ruolo dei reni:** i reni filtrano ed eliminano i prodotti di scarto dal sangue per formare l'urina. Inoltre, aiutano a regolare la pressione sanguigna e l'equilibrio elettrolitico e producono ormoni.
- **Insufficienza renale: quando** i reni non funzionano, le scorie si accumulano nell'organismo e possono essere pericolose. La dialisi subentra per aiutare a eliminare questi rifiuti.

3. COME FUNZIONA?
- **Principio di diffusione:** i rifiuti del sangue passano attraverso una membrana semipermeabile in una soluzione (dialisato) che li attrae. La concentrazione di questi rifiuti è più alta nel sangue che nel dialisato, da cui deriva il movimento dei rifiuti.

- **Equilibrio osmotico:** l'eliminazione dell'acqua in eccesso dal sangue avviene per osmosi, dove l'acqua si sposta da un'area a bassa concentrazione di soluti a un'area ad alta concentrazione.

4. TIPI DI DIALISI
- **Emodialisi:** il sangue viene pompato dal corpo a una macchina per la dialisi, che lo filtra e lo restituisce al corpo.
- **Dialisi peritoneale:** il liquido di dialisi viene introdotto nella cavità addominale attraverso un catetere. I prodotti di scarto vengono eliminati attraverso la membrana del peritoneo e il liquido viene poi drenato.

5. IMPORTANZA DEL DIALISATO
- **Composizione:** Il dialisato è una soluzione appositamente formulata per favorire l'eliminazione delle scorie e l'equilibrio dei livelli elettrolitici nel sangue.
- **Ruolo:** oltre ad eliminare i rifiuti, il dialisato compensa gli squilibri elettrolitici (come il potassio o il calcio) per mantenere un ambiente sano per il corpo.

La dialisi è un intervento medico vitale per molte persone che soffrono di insufficienza renale. Sebbene sia complessa, la sua comprensione fondamentale si basa sui principi di diffusione e osmosi per eliminare le scorie e bilanciare le sostanze nel sangue. Una conoscenza di base di questa procedura aiuta i pazienti e i loro familiari a comprendere e gestire questa parte essenziale del loro trattamento medico.

• Procedura passo-passo
Sebbene ogni centro di dialisi possa avere le proprie procedure specifiche, ecco una sequenza generale di passi seguiti durante una sessione di dialisi, concentrandosi principalmente sull'emodialisi, la forma più comune.

1. PREPARAZIONE DEL PAZIENTE

- **Valutazione clinica:** controllo dei segni vitali (pressione sanguigna, polso, temperatura).
- **Pesatura:** per determinare la quantità di acqua da rimuovere durante la sessione.
- **Esame dell'accesso vascolare:** ricerca di segni di infezione o disfunzione.

2. PREPARAZIONE DELLA MACCHINA PER DIALISI

- **Pulizia: si assicuri** che la macchina sia pulita e disinfettata.
- **Impostazione del dialisato:** in base alle esigenze specifiche del paziente.
- **Preparazione del filtro (dializzatore):** installazione e adescamento con soluzione salina.
- **Testare la macchina:** per assicurarsi che non ci siano perdite e che tutto funzioni correttamente.

3. COLLEGAMENTO DEL PAZIENTE ALLA MACCHINA

- **Pulizia dell'accesso:** l'accesso (fistola, innesto o catetere) viene pulito con un antisettico.
- **Inserimento di aghi:** nel caso di fistole o innesti, vengono inseriti due aghi: uno per prelevare il sangue (ago arterioso) e l'altro per restituirlo (ago venoso).
- **Collegamento del catetere:** se il paziente ha un catetere, questo viene collegato direttamente ai tubi della macchina.

4. INIZIO DELLA DIALISI

- **Avvio della pompa: il** sangue inizia ad essere pompato fuori dal corpo, passando attraverso il dializzatore dove viene pulito e poi reimmesso nel corpo.
- **Monitoraggio continuo:** i parametri come la pressione sanguigna, la frequenza cardiaca e la portata del sangue vengono monitorati regolarmente.

I segni vitali vengono generalmente rilevati ogni 30 minuti.

5. DURANTE LA DIALISI
- **Rimozione del fluido:** la macchina è impostata per rimuovere una certa quantità di fluido dal corpo, a seconda del peso acquisito tra i trattamenti.
- **Monitoraggio dei sintomi:** verificare la presenza di segni di ipotensione, crampi, mal di testa o altri sintomi. I parametri possono essere regolati, se necessario.
- **Attività:** alcuni pazienti possono leggere, guardare la televisione, dormire o persino lavorare al computer durante la dialisi.

6. FINE DELLA SESSIONE DI DIALISI
- **Spegnimento della macchina: una volta** trascorso il tempo della sessione, la macchina viene spenta.
- **Rimozione degli aghi:** gli aghi vengono rimossi e viene applicata una pressione per evitare il sanguinamento.
- **Pesatura post-dialisi:** per determinare la quantità di liquido rimosso.
- **Valutazione post-dialisi:** verificare la presenza di eventuali sintomi o complicazioni e controllare i segni vitali.

7. DISCONNESSIONE E FOLLOW-UP
- **Pulizia dell'accesso:** l'accesso viene nuovamente pulito e disinfettato.
- **Registrazione dei dati:** tutte le informazioni rilevanti vengono registrate nella cartella clinica del paziente.
- **Istruzioni:** se necessario, vengono fornite istruzioni per il periodo tra le sessioni.

La procedura di dialisi, sebbene di routine per il personale medico e per molti pazienti, è un processo meticoloso che richiede una costante attenzione ai dettagli per garantire la sicurezza e l'efficacia del trattamento. Comprendere le fasi coinvolte può aiutare i pazienti e le persone che li circondano a capire meglio ciò che stanno vivendo e a lavorare in modo più efficace con l'équipe medica.

- **Gestione degli accessi vascolari**

L'accesso vascolare è essenziale per l'emodialisi. È il luogo in cui il sangue viene prelevato dal corpo e restituito dopo essere stato pulito dalla macchina per la dialisi. Una gestione appropriata dell'accesso vascolare è fondamentale per garantire sessioni di dialisi efficaci e senza complicazioni.

1. TIPI DI ACCESSO VASCOLARE

- **Fistola arterovenosa (AVF):** creata chirurgicamente collegando un'arteria a una vena, di solito nel braccio. È l'accesso preferito per la sua longevità e il basso rischio di infezione.
- **Innesto arterovenoso:** utilizza un tubo sintetico per collegare un'arteria a una vena, di solito quando i vasi sanguigni del paziente non sono adatti per creare una AVF.
- **Catetere venoso centrale:** viene inserito in una grossa vena, di solito nel collo o nel torace. Viene utilizzato quando l'emodialisi deve essere avviata rapidamente, ma non è raccomandato come soluzione a lungo termine.

2. MONITORAGGIO DELL'ACCESSO VASCOLARE

- **Esame fisico:** l'accesso deve essere palpato e auscultato regolarmente per rilevare il "brivido" (vibrazione) e il "rumore" (ronzio) caratteristici di un buon flusso sanguigno.
- **Monitoraggio delle complicanze:** ricerca di segni di infezione, trombosi, stenosi o aneurisma.

- **Test di flusso:** misurazioni del flusso sanguigno per valutare le prestazioni dell'accesso.

3. MANUTENZIONE E CURA

- **Pulizia:** l'accesso deve essere accuratamente pulito prima di ogni sessione di dialisi per ridurre il rischio di infezione.
- **Protezione:** eviti di indossare indumenti stretti, di dormire in accesso o di usare il braccio per trasportare carichi pesanti.
- **Considerazione dell'ematoma:** in caso di emorragia post-dialisi, è necessario applicare una pressione adeguata. Qualsiasi ematoma significativo deve essere valutato da un professionista sanitario.

4. GESTIONE DELLE COMPLICAZIONI

- **Infezioni:** i segni di infezione, come arrossamento, calore, dolore o secrezione, devono essere trattati immediatamente. Potrebbe essere necessario l'uso di antibiotici.
- **Trombosi:** la presenza di coaguli può bloccare l'accesso. I trattamenti comprendono la trombolisi o l'intervento chirurgico.
- **Stenosi:** un restringimento dell'accesso può richiedere un'angioplastica o un intervento chirurgico per correggerlo.

5. SOSTITUZIONE O CHIUSURA DELL'ACCESSO

- **Guasto dell'accesso:** se un accesso si guasta e non può essere riparato, potrebbe essere necessario un nuovo accesso.
- **Chiusura:** se un paziente non ha più bisogno di dialisi (ad esempio, dopo un trapianto di rene), l'accesso può essere lasciato in sede o chiuso chirurgicamente, a seconda delle circostanze.

Una gestione efficace degli accessi vascolari è essenziale per garantire che i pazienti ricevano un trattamento dialitico ottimale. La scelta dell'accesso, il suo monitoraggio regolare e la prevenzione delle complicanze sono elementi chiave di questa gestione. Una comunicazione aperta tra il paziente e il team di dialisi è essenziale per identificare precocemente i problemi e garantire un'assistenza adeguata.

Dialisi peritoneale

- **Capire la dialisi peritoneale**

La dialisi peritoneale è una forma di trattamento che utilizza la membrana peritoneale del paziente come filtro per rimuovere i rifiuti e i liquidi in eccesso dal corpo. Questa membrana ricopre l'addome e gli organi interni. La dialisi peritoneale offre un'alternativa all'emodialisi, il tipo di dialisi più comunemente utilizzato.

1. COME FUNZIONA?
- **Soluzione di dialisi:** una soluzione speciale, spesso chiamata dialisato, viene introdotta nella cavità addominale attraverso un catetere. Questa soluzione aspira i prodotti di scarto e il liquido in eccesso attraverso la membrana peritoneale.
- **Scambio:** dopo un certo periodo di tempo, la soluzione di dialisi viene drenata dall'addome e sostituita da una nuova soluzione. Questo processo si chiama scambio.

2. TIPI DI DIALISI PERITONEALE
- **Dialisi peritoneale ambulatoriale continua (CAPD):** Gli scambi vengono effettuati manualmente, di solito 4 volte al giorno a intervalli regolari.

- **Dialisi peritoneale automatizzata (APD):** una macchina chiamata "cycler" effettua gli scambi durante la notte, mentre il paziente dorme.

3. BENEFICI
- **Flessibilità:** consente al paziente un certo grado di mobilità e può essere eseguito a casa.
- **Meno restrizioni dietetiche:** rispetto all'emodialisi.
- **Stabilità emodinamica:** meno fluttuazioni rapide della pressione sanguigna, più delicate per il cuore e i vasi sanguigni.

4. LIMITAZIONI
- **Requisito di autogestione:** Il paziente deve essere in grado di effettuare gli scambi da solo o di farsi aiutare da qualcuno.
- **Rischio di infezione:** in particolare la peritonite, un'infezione della membrana peritoneale.
- **Spazio necessario:** per conservare le forniture a casa.

5. INSTALLAZIONE DEL CATETERE
- **Intervento chirurgico minore:** per inserire un catetere flessibile nell'addome.
- **Periodo di attesa:** di solito il catetere viene lasciato in sede per diverse settimane per guarire prima di iniziare gli scambi.

6. MONITORAGGIO E FOLLOW-UP
- **Visite regolari dal nefrologo:** per valutare l'efficacia del trattamento e monitorare la funzione renale.
- **Educazione continua:** per garantire che il paziente capisca come eseguire correttamente gli scambi e come riconoscere i segni di infezione o altre complicazioni.

7. POSSIBILI COMPLICAZIONI
- **Peritonite:** infezione della membrana peritoneale, riconoscibile dal dolore addominale, dal dialisato torbido e dalla febbre.
- **Ostruzioni o perdite:** dal catetere, che possono richiedere regolazioni o interventi.
- **Ernia:** dovuta all'aumento della pressione addominale causata dal dialisato.

La dialisi peritoneale è un'opzione valida per molti pazienti con insufficienza renale. Offre maggiore indipendenza e flessibilità rispetto all'emodialisi, anche se richiede la partecipazione attiva del paziente. Come per qualsiasi forma di trattamento, è essenziale essere ben informati, avere una buona comunicazione con l'équipe medica e seguire attentamente le istruzioni per massimizzare i benefici e minimizzare i rischi.

• Tecniche di connessione e disconnessione
La connessione e la disconnessione sono fasi critiche del processo di dialisi, in particolare per l'emodialisi, che richiede un accesso diretto al flusso sanguigno del paziente. È fondamentale che questi passaggi siano eseguiti con precisione e igiene per evitare complicazioni, in particolare le infezioni.

COLLEGAMENTO ALLA MACCHINA PER LA DIALISI
1. Preparazione :
   - **Verifica dell'identità del paziente:** confermare sempre l'identità del paziente prima di iniziare.
   - **Preparare l'area: si assicuri che** l'area di lavoro sia pulita e ben illuminata.
   - **Lavarsi le mani:** questo è un passo essenziale per prevenire le infezioni.
   - **Preparazione del paziente:** controllare il punto di accesso (fistola arterovenosa, innesto o catetere).

2. Connessione :
- **Pulizia del sito di accesso:** utilizzare una soluzione antisettica per pulire il sito di accesso.
- **Inserimento degli aghi:** per l'AVF o l'innesto, inserire gli aghi - uno per l'apporto di sangue e uno per il ritorno.
- **Collegamento al circuito:** collegare gli aghi al tubo del circuito di dialisi della macchina.
- **Avvio della macchina:** seguire le istruzioni della macchina per avviare la dialisi.

SCOLLEGARE LA MACCHINA PER LA DIALISI

1. Fine della sessione di dialisi:
- **Arresto della macchina:** segua le istruzioni per arrestare la macchina in modo sicuro.
- **Bloccare il tubo:** bloccare il tubo per evitare che si verifichi un'emorragia o che entri aria.
- **Rimozione degli aghi:** rimuovere con attenzione gli aghi dal sito di accesso.

2. Cura dopo la disconnessione:
- **Compressione del sito:** Applichi una pressione decisa con una compressa sterile sul sito di accesso per evitare il sanguinamento.
- **Monitoraggio: si assicuri che** l'emorragia si sia fermata e che il sito sia pulito. Applichi una medicazione, se necessario.
- **Gestione dei rifiuti:** smaltire gli aghi usati e altre forniture in conformità alle linee guida sulla gestione dei rifiuti medici.
- **Lavaggio delle mani: si** lavi sempre le mani dopo aver terminato il lavoro.

Punti chiave:
- La sterilità e la pulizia sono essenziali per evitare complicazioni.

- Seguire sempre i protocolli dell'istituto e le istruzioni della macchina.
- Si assicuri che il paziente sia a suo agio e ben informato durante tutto il processo.
- Monitorare il paziente durante la dialisi per rilevare eventuali segni di complicazioni o di disagio.

La connessione e la disconnessione sono procedure delicate che, se eseguite correttamente, possono garantire al paziente una sessione di dialisi sicura ed efficace. È essenziale concentrarsi sulla sicurezza, sulla pulizia e sul mantenimento di una comunicazione aperta con il paziente durante tutta la procedura.

• Cura specifica e problemi comuni

L'assistenza durante le sessioni di dialisi richiede un'attenzione costante ai dettagli e alla prevenzione. Durante la dialisi possono insorgere molti problemi, ed essere preparati a identificarli e gestirli è essenziale per il benessere del paziente.

1. IPOTENSIONE:
- **Causa:** prelievo rapido di troppi liquidi, reazione alle soluzioni di dialisi o co-morbilità del paziente.
- **Sintomi:** vertigini, nausea, visione offuscata, affaticamento.
- **Cura:** ridurre la velocità di prelievo del liquido, elevare le gambe del paziente, somministrare soluzioni saline se necessario.

2. CRAMPI MUSCOLARI:
- **Causa:** prelievo rapido di liquidi, squilibrio elettrolitico.
- **Sintomi:** dolore muscolare improvviso, di solito alle gambe.

- **Cura:** ridurre la velocità di prelievo del liquido, allungare delicatamente il muscolo interessato, regolare lo squilibrio elettrolitico, se necessario.

3. MAL DI TESTA:
- **Causa:** ipotensione, squilibrio elettrolitico o ipertensione.
- **Sintomi:** dolore persistente alla testa, talvolta accompagnato da nausea o sensibilità alla luce.
- **Cura:** regolare la pressione sanguigna, somministrare analgesici se necessario, monitorare i livelli elettrolitici.

4. NAUSEA E VOMITO:
- **Causa:** prelievo rapido di liquidi, squilibrio elettrolitico, farmaci o reazione alla soluzione di dialisi.
- **Sintomi:** fastidio allo stomaco, vomito.
- **Cura:** rallentare la velocità di prelievo dei liquidi, somministrare farmaci anti-nausea, monitorare i livelli elettrolitici.

5. PRURITO (PRURITO):
- **Causa:** accumulo di prodotti di scarto, squilibrio di calcio e fosforo.
- **Sintomi:** prurito persistente, spesso peggiore durante o dopo la dialisi.
- **Cura:** idratare la pelle, regolare i livelli di calcio e fosforo, farmaci antipruriginosi.

6. FEBBRE E BRIVIDI:
- **Causa:** infezione, reazione alla membrana del dializzatore o alla soluzione di dialisi.
- **Sintomi:** temperatura corporea elevata, brividi, affaticamento.
- **Cura:** identificare e trattare l'infezione, monitorare la temperatura, cambiare la membrana del dializzatore o la soluzione, se necessario.

7. MALFUNZIONAMENTO DELL'ACCESSO VASCOLARE:
- **Causa:** trombosi, stenosi o infezione.
- **Sintomi:** flusso sanguigno ridotto durante la dialisi, gonfiore, arrossamento o tensione intorno al sito di accesso.
- **Cura:** valutazione ecografica, anticoagulanti, intervento chirurgico se necessario.

8. PROBLEMI CARDIACI:
- **Causa:** sovraccarico di liquidi, ipertensione, squilibri elettrolitici.
- **Sintomi:** respiro corto, dolore al petto, palpitazioni.
- **Cura:** regolazione del volume dei fluidi, farmaci cardiaci, consulenza cardiaca.

Ogni paziente è unico, ed è fondamentale monitorare attentamente ogni individuo per individuare sintomi e segni di complicazioni durante la dialisi. Un intervento precoce e appropriato può prevenire complicazioni più gravi e garantire la sicurezza e il comfort del paziente. La formazione continua e l'aggiornamento delle conoscenze sono essenziali per tutti gli operatori sanitari che lavorano in un servizio di dialisi.

Capitolo 5

IL PAZIENTE IN DIALISI

Aspetti psicologici dialisi

- **Adattarsi alla vita in dialisi**

Scoprire di dover iniziare le sedute di dialisi può essere un grande sconvolgimento per molti pazienti. Adattarsi a questa nuova realtà richiede tempo, comprensione e un sostegno costante. Questa sezione fornisce una panoramica delle sfide affrontate dai pazienti e delle strategie per superarle.

1. CAPIRE LA DIALISI :
- **L'importanza dell'educazione:** il primo passo è capire che cos'è la dialisi e perché è necessaria.
- **Come funziona la macchina:** avere una conoscenza di base del processo può aiutare a ridurre l'ansia.

2. GESTIONE DEL TEMPO :
- **Frequenza delle sedute:** I pazienti devono inserire le sedute di dialisi nel loro programma, spesso tre volte alla settimana per l'emodialisi.
- **Durata:** Ogni seduta dura diverse ore, il che può interrompere la sua routine quotidiana.

3. CAMBIAMENTI DIETETICI :
- **Restrizioni alimentari:** i pazienti in dialisi devono spesso controllare l'assunzione di liquidi, potassio, fosforo e sale.
- **Consultazione con un dietologo:** un professionista può aiutarla a elaborare un piano alimentare adeguato.

4. ASPETTI EMOTIVI :
- **Supporto psicologico:** la dialisi può provocare sentimenti di tristezza, frustrazione o rabbia.

- **Gruppi di sostegno:** parlare con altre persone che si trovano in una situazione simile può offrire prospettiva e sostegno.

5. ATTIVITÀ FISICA :
- **Esercizio fisico adeguato:** sebbene la stanchezza possa essere un effetto collaterale, un esercizio fisico moderato può migliorare la sensazione di benessere.
- **Consultazione con un fisioterapista:** per stabilire un programma di esercizi adeguato.

6. LAVORO E TEMPO LIBERO :
- **Adattamenti al lavoro:** informi il suo datore di lavoro e discuta i possibili adattamenti.
- **Viaggi: la** pianificazione è essenziale per coloro che desiderano viaggiare. I centri di dialisi sono disponibili in molte regioni, ma le sedute devono essere organizzate in anticipo.

7. RELAZIONI SOCIALI E FAMILIARI :
- **Comunicazione:** spiegare alla famiglia e agli amici cosa significa essere in dialisi e come possono aiutare.
- **Partecipazione alle attività:** trovare il modo di rimanere coinvolti nelle attività sociali tenendo conto delle esigenze della dialisi.

8. PROSPETTIVE FUTURE :
- **Trapianto di rene:** per alcune persone, il trapianto di rene è un'opzione da considerare.
- **Dialisi domiciliare:** con una formazione adeguata, alcuni pazienti optano per la dialisi domiciliare per una maggiore flessibilità.

L'adattamento alla vita con la dialisi richiede importanti adattamenti in molti aspetti della vita quotidiana. Tuttavia, con il giusto supporto, le informazioni e un atteggiamento proattivo, i pazienti possono condurre una vita soddisfacente gestendo efficacemente la loro condizione.

- **Supporto psicologico e sociale**

L'impatto della dialisi sulla qualità di vita del paziente è significativo. Non solo il trattamento comporta cambiamenti fisici, ma crea anche sfide emotive e sociali. Un adeguato supporto psicologico e sociale è quindi essenziale per aiutare i pazienti ad adattarsi a questa nuova realtà.

1. RICONOSCERE LE SFIDE EMOTIVE:
- **Sentimenti comuni:** Negazione, rabbia, tristezza, ansia, depressione e frustrazione.
- **Le fasi del lutto:** comprendere le fasi del lutto per sostenere meglio i pazienti.

2. PROFESSIONISTI DELLA SALUTE MENTALE :
- **Psicologi:** specializzati nel supporto ai pazienti con malattie croniche.
- **Consulenti:** la aiutano a gestire i sentimenti e le emozioni associate alla dialisi.

3. GRUPPI DI SOSTEGNO :
- **Incontri regolari:** spazi in cui i pazienti possono condividere le loro esperienze e sostenersi a vicenda.
- **Forum e comunità online:** un luogo dove parlare con altri pazienti di tutto il mondo.

4. SOSTEGNO DA PARTE DELLA FAMIGLIA E DEGLI AMICI:
- **Ruolo chiave:** i parenti sono spesso la prima linea di supporto.
- **Educare la famiglia:** aiutarla a comprendere il processo di dialisi, in modo che possa sostenere meglio il paziente.

5. ADATTARSI ALLA NUOVA REALTÀ :
- **Riconoscere i propri limiti:** Accettare i nuovi vincoli della vita.
- **Cercare nuove attività:** trovare degli hobby che si adattino alla sua nuova routine.

6. SUPPORTO SOCIALE :
- **Assistenti sociali:** possono aiutare a identificare e ad accedere alle risorse locali per i pazienti.
- **Programmi di assistenza:** per esigenze finanziarie, trasporto o assistenza domiciliare.

7. INTEGRAZIONE NEL LAVORO E NELLA SOCIETÀ:
- **Accordi di lavoro:** discussioni con il datore di lavoro su orari di lavoro flessibili o adattamenti al lavoro.
- **Ritorno alla società:** come affrontare le percezioni e le domande degli altri.

8. WORKSHOP E FORMAZIONE :
- **Gestione dello stress:** tecniche di rilassamento, meditazione e respirazione.
- **Educazione terapeutica:** comprendere la sua malattia e i trattamenti per vivere meglio con essa.

9. PROSPETTIVE FUTURE:
- **Pianificazione:** considerare il futuro, compresa la possibilità di un trapianto.
- **Testamento biologico:** discussioni sulle direttive anticipate di cura.

Il supporto psicologico e sociale è un pilastro fondamentale dell'assistenza ai pazienti in dialisi. È essenziale che gli assistenti riconoscano l'importanza di questo aspetto e forniscano o indirizzino i pazienti verso le risorse appropriate. Un approccio olistico all'assistenza, che tenga conto delle esigenze sia fisiche che emotive, porterà a una migliore qualità di vita per il paziente.

Dietetica in dialisi

- **Requisiti nutrizionali specifici**

L'alimentazione gioca un ruolo essenziale nel benessere generale dei pazienti in dialisi. A causa dei cambiamenti fisiologici associati alla malattia renale, questi pazienti possono avere esigenze nutrizionali specifiche che è fondamentale comprendere e gestire.

1. INTRODUZIONE :
- **L'importanza della nutrizione:** perché una dieta appropriata è fondamentale per i pazienti in dialisi.

2. PROTEINE :
- **Aumento del fabbisogno:** la dialisi può portare a una perdita di proteine, aumentando così il fabbisogno.
- **Fonti di proteine:** carne, pesce, uova, latticini, legumi.

3. ELETTROLITI :
- Potassio :
    - Le restrizioni sono spesso necessarie.
    - Cibi ad alto contenuto: banane, arance, patate, spinaci.
    - Cibi a basso contenuto: mele, uva, fragole, cetrioli.
- Fosforo :
    - Riduzione spesso consigliata.
    - Alimenti da evitare: latticini, noci, fagioli, cereali.
    - Uso di leganti del fosforo.
- Sodio :
    - Controllare l'assunzione per gestire la pressione sanguigna e il volume dei liquidi.
    - Eviti gli alimenti elaborati e le salse commerciali.

4. FLUIDI :
- **Limitazioni:** dipende dalla produzione di urina residua e dal tipo di dialisi.
- **Monitoraggio del peso:** un modo per valutare l'equilibrio dei fluidi.

5. CALORIE :
- **Fabbisogno energetico:** può variare in base al livello di attività e al peso corporeo.
- **Fonti di energia:** carboidrati complessi, grassi sani, proteine.

6. VITAMINE E MINERALI :
- **Vitamina D:** spesso necessaria come integratore a causa dell'alterazione del metabolismo.
- **Ferro:** importante per prevenire o trattare l'anemia associata alla malattia renale.
- **Acido folico e vitamina B12:** per la salute dei globuli rossi.

7. INTEGRATORI E FARMACI :
- **Necessità:** quando e perché vengono prescritti.
- **Interazioni:** è importante contattare il medico e il farmacista.

8. ALIMENTI DA EVITARE :
- **Conservanti e additivi :** Può contenere elementi dannosi per i reni.
- **Alimenti trasformati:** spesso ricchi di sodio, fosforo e potassio.

9. CONSIGLI PRATICI :
- **Pianificazione dei pasti:** preparare pasti equilibrati, tenendo conto delle restrizioni.
- **Leggere le etichette:** Per monitorare l'assunzione di sodio, potassio e fosforo.

10. LAVORARE CON UN DIETOLOGO:
- **Ruolo del dietologo:** personalizzazione dei piani dei pasti, educazione e monitoraggio.
- **Consultazioni regolari:** importanza degli aggiornamenti e degli aggiustamenti in base agli sviluppi clinici.

L'adattamento delle abitudini alimentari è essenziale per ottimizzare la salute e la qualità di vita dei pazienti in dialisi. Un approccio collaborativo con gli operatori sanitari, in particolare con i dietologi specializzati in nefrologia, assicura che vengano soddisfatte le esigenze nutrizionali specifiche.

- **Consigli pratici per una dieta adeguata**

Una dieta equilibrata e appropriata è essenziale per i pazienti in dialisi, per prevenire le complicazioni e migliorare la loro qualità di vita. Ecco alcuni consigli pratici per aiutare i pazienti a fare le migliori scelte alimentari possibili, rispettando le loro esigenze specifiche.

1. PIANIFICHI I SUOI PASTI:
- **Pianificare in anticipo:** pianificare i menu settimanali per garantire una dieta equilibrata.
- **Lista della spesa:** prepari una lista prima di andare a fare la spesa per evitare tentazioni inutili.

2. CUCINARE A CASA:
- **Controllo totale:** sa esattamente quali ingredienti vengono utilizzati.
- **Esplori nuove ricette:** Scopra piatti dietetici e deliziosi.

3. UTILIZZI ERBE E SPEZIE:
- **Alternativa al sale:** condisca i suoi piatti con erbe fresche o secche per ridurre l'apporto di sodio.

- **Leggere le etichette:** Alcune miscele di spezie commerciali possono contenere sodio.

4. LIMITARE GLI ALIMENTI TRASFORMATI:
- **Alto contenuto di sodio e fosforo: gli** alimenti industriali sono spesso ricchi di additivi e conservanti.
- **Optare per alimenti freschi:** scegliere alimenti freschi e non lavorati per un migliore controllo nutrizionale.

5. FACCIA ATTENZIONE ALLE BEVANDE:
- **Monitoraggio dei liquidi:** tenga traccia dell'assunzione giornaliera di liquidi.
- **Eviti le bibite:** soprattutto quelle ricche di fosfati.
- **Scelga acqua, tisane** e altre bevande senza additivi.

6. OPTARE PER FONTI PROTEICHE DI QUALITÀ:
- **Varietà:** alternare carne, pesce, uova e latticini (a seconda delle raccomandazioni del medico).
- **Eviti le carni lavorate:** come le salsicce e i salumi, che spesso contengono molto sale.

7. FACCIA ATTENZIONE ALLA FRUTTA E ALLA VERDURA:
- **Potassio:** alcuni frutti e verdure sono molto ricchi di potassio. Impari a identificarle e a consumarle nelle giuste quantità.
- **Tecniche di cottura: la** bollitura può aiutare a ridurre il contenuto di potassio di alcune verdure.

8. SCEGLIERE PRODOTTI LATTIERO-CASEARI A BASSO CONTENUTO DI FOSFORO:
- **Scelta: il** latte di mandorla o di riso può essere un'alternativa al latte vaccino.
- **Formaggi:** alcuni formaggi contengono più fosforo di altri. Per saperne di più.

9. TENGA D'OCCHIO I DESSERT:
- **Zucchero:** limiti l'assunzione di zucchero e di dessert molto dolci.
- **Scelte salutari:** opti per la frutta fresca o per i dessert fatti in casa a ridotto contenuto di zucchero.

10. INFORMARSI E FORMARSI:
- **Incontri con un dietologo:** un professionista può aiutarla a capire e adattare la sua dieta.
- **Lettura: si procuri** dei libri specializzati o delle risorse online per aiutarla a fare delle scelte alimentari informate.

La dieta giusta è essenziale per i pazienti in dialisi. Seguendo alcune regole e stando attenti, è possibile godere di una dieta deliziosa, pur soddisfacendo le esigenze specifiche associate alla malattia renale. La chiave è informarsi bene, ascoltare il proprio corpo e lavorare a stretto contatto con il personale sanitario.

La vita oltre il centro di dialisi

• Integrazione sociale e professionale

L'integrazione sociale e professionale dei pazienti in dialisi è un fattore importante per la loro qualità di vita. Vivere con la dialisi significa spesso destreggiarsi tra sedute, sintomi, restrizioni alimentari e appuntamenti medici, cercando di condurre una vita "normale". Ecco uno sguardo a come si può promuovere l'integrazione e alle sfide che questi pazienti devono affrontare.

1. INTRODUZIONE :
- **Importanza dell'integrazione:** ecco perché è fondamentale mantenere una vita sociale e professionale nonostante la dialisi.

2. SFIDE PROFESSIONALI :
- **Adattamento dell'orario di lavoro:** necessità di adattare l'orario di lavoro alle sessioni di dialisi.
- **Affaticamento:** come gestire l'affaticamento post-dialisi sul lavoro.
- **Discriminazione:** superare i pregiudizi e lo stigma sul posto di lavoro.

3. SUPPORTO SUL POSTO DI LAVORO :
- **Comunicazione con il datore di lavoro:** la trasparenza e la sensibilizzazione sono essenziali.
- **Sistemazioni ragionevoli:** come pause supplementari o un luogo di riposo.
- **Formazione dei colleghi:** sensibilizzazione sulla malattia renale e sulla dialisi.

4. VITA SOCIALE E DIALISI :
- **Pianificazione:** organizzare le attività sociali in base al programma di dialisi.
- **Accettazione:** comprendere che alcuni giorni saranno migliori di altri.
- **Viaggi:** come viaggiare durante la dialisi.

5. SUPPORTO EMOTIVO :
- **Gruppi di sostegno:** condividere le esperienze con altre persone nella stessa situazione.
- **Terapia:** lavorare con un professionista per gestire lo stress e l'ansia.
- **Famiglia e amici:** attingere a una rete di supporto.

6. ATTIVITÀ ADATTATE :
- **Sport dolci:** come camminare, fare yoga o nuotare.
- **Hobby:** trovare attività che non siano fisicamente impegnative, ma che siano gratificanti.

7. FORMAZIONE CONTINUA :
- **Programmi adattati:** scuole o università che offrono orari flessibili.
- **Corsi online:** un'opzione per coloro che hanno difficoltà a frequentare i corsi faccia a faccia.

8. RITORNO AL LAVORO DOPO UN'INTERRUZIONE:
- **Preparazione:** sentirsi pronti fisicamente ed emotivamente.
- **Ricerca di lavoro:** trovare un lavoro che si adatti alle esigenze dei pazienti in dialisi.

9. L'IMPORTANZA DELL'AUTONOMIA:
- **Imparare a fare la dialisi a casa:** questa opzione può offrire una maggiore flessibilità.
- **Prendere in mano la propria salute:** conoscere le proprie esigenze e i propri limiti.

L'integrazione sociale e professionale è fondamentale per il benessere dei pazienti in dialisi. Anche se ci possono essere delle sfide, con il giusto supporto, la comunicazione e un po' di adattamento, è possibile condurre una vita appagante e produttiva pur gestendo le esigenze della dialisi.

• Attività fisiche e tempo libero

L'attività fisica e il tempo libero sono essenziali per tutti, anche per chi è in dialisi. Contribuiscono non solo alla salute fisica, ma anche all'equilibrio emotivo e mentale. Per i pazienti in dialisi, impegnarsi in attività adeguate può migliorare la qualità della vita, aumentare l'autostima e aiutare a gestire lo stress associato alla loro condizione medica.

1. INTRODUZIONE :
- **Benefici dell'attività fisica:** l'importanza di rimanere attivi per la salute del cuore, la resistenza e la forza muscolare.
- **Impatto sul benessere emotivo:** come l'attività fisica può migliorare l'umore, ridurre lo stress e promuovere un senso di realizzazione.

2. SELEZIONARE UN'ATTIVITÀ ADATTA:
- **Valutazione personale:** capire i propri limiti e ascoltare il proprio corpo.
- **Consultazione medica:** parli con il suo nefrologo o medico di famiglia prima di iniziare qualsiasi nuova attività.

3. ATTIVITÀ FISICHE CONSIGLIATE:
- **Camminare:** un ottimo punto di partenza per quasi tutti.
- **Nuoto:** basso impatto sulle articolazioni e allenamento per tutto il corpo.
- **Ciclismo:** che sia su una cyclette o all'aria aperta, è un modo eccellente per rafforzare le gambe.
- **Yoga:** migliora la flessibilità e la forza e offre un rilassamento mentale.
- **Esercizi di rafforzamento:** uso di pesi leggeri o di bande elastiche.

4. RENDERE L'ATTIVITÀ FISICA PARTE DELLA SUA ROUTINE QUOTIDIANA:
- **Stretching:** Leggero stretching al mattino o prima delle sedute di dialisi.
- **Brevi passeggiate:** inserire delle brevi passeggiate nel corso della giornata.
- **Incorporare l'esercizio fisico durante la dialisi:** alcuni movimenti possono essere eseguiti anche durante la dialisi.

5. ATTIVITÀ RICREATIVE ADATTATE:

- **Giardinaggio:** un'attività rilassante che fornisce anche esercizio fisico.
- **Arti e mestieri:** pittura, lavoro a maglia, ceramica per stimolare la mente e rilassarsi.
- **Musica:** imparare uno strumento o semplicemente ascoltare la musica per rilassarsi.
- **Giochi da tavolo e puzzle:** un modo per socializzare e stimolare la mente.

6. L'IMPORTANZA DELLA SOCIALIZZAZIONE :

- **Si unisca a un gruppo:** gruppi di cammino, club di nuoto o di yoga per entrare in contatto con altri.
- **Attività di gruppo: partecipare ad** attività che le permettono di socializzare e condividere esperienze.

7. CONSIGLI PER LA SICUREZZA :

- **Idratazione:** bere acqua a sufficienza, tenendo conto delle restrizioni associate alla dialisi.
- **Equipaggiamento adeguato:** indossare calzature e abbigliamento adeguati.
- **Ascoltare il suo corpo:** riconoscere quando fare una pausa o quando interrompere un'attività.

8. SUPERARE LE SFIDE:

- **Gestire la fatica:** come adattare l'attività fisica quando si sente stanco o dopo una sessione di dialisi.
- **Evitare di esagerare:** trovare un equilibrio tra rimanere attivi e non esagerare.

Rimanere attivi e impegnarsi in attività ricreative è benefico a diversi livelli per i pazienti in dialisi. Non solo è utile dal punto di vista fisico, ma svolge anche un ruolo cruciale per il benessere mentale ed emotivo. La chiave è scegliere le attività adatte, consultare regolarmente il personale sanitario e ascoltare se stessi, in modo da sfruttare al meglio ogni momento.

Capitolo 6

SVILUPPI E PROSPETTIVE

Le ultime innovazioni in dialisi

La dialisi, come altri settori medici, ha beneficiato di importanti progressi tecnologici e di ricerca negli ultimi anni. Queste innovazioni mirano a migliorare la qualità di vita dei pazienti, ad aumentare l'efficacia del trattamento e a ridurre le potenziali complicazioni. Ecco una panoramica di alcune delle innovazioni più significative nella dialisi fino al mio ultimo aggiornamento del 2021.

1. INTRODUZIONE :
- **L'evoluzione della dialisi:** una breve storia di come la dialisi è progredita nel corso dei decenni.

2. MACCHINE PER DIALISI PORTATILI:
- **Design compatto:** per facilitare il trasporto e la dialisi in viaggio.
- **Vantaggi per il paziente:** maggiore flessibilità e indipendenza.

3. TELEMEDICINA NELLA DIALISI :
- **Monitoraggio remoto:** gli operatori sanitari possono monitorare le sessioni di dialisi dei pazienti da remoto.
- **Consulti virtuali:** i pazienti possono consultare il loro nefrologo senza doversi recare di persona.

4. MIGLIORAMENTI NEI DIALIZZATORI :
- **Aumento dell'efficienza:** maggiore capacità di eliminare gli sprechi.
- **Compatibilità biologica:** riduzione delle reazioni allergiche o delle complicazioni.

5. DIALISI SENZA AGHI :
- **Tecnologia in fase di sviluppo:** ricerca per eliminare la necessità di aghi durante il processo di dialisi.

- **Vantaggi potenziali:** meno dolore e rischio di infezione.

6. IMPIANTI BIOARTIFICIALI :
- **Reni bioartificiali:** dispositivi che combinano cellule viventi ed elementi sintetici per imitare la funzione renale.
- **Progressi attuali:** a che punto è la ricerca e quali sono le sfide future?

7. INNOVAZIONE NELLA DIALISI PERITONEALE :
- **Soluzioni per la dialisi:** miglioramenti per aumentare l'efficienza e ridurre l'irritazione.
- **Sistemi automatizzati:** macchine che regolano i processi di riempimento, tempo di permanenza e svuotamento.

8. WEARABLES E TECNOLOGIA DI SORVEGLIANZA:
- **Dispositivi di monitoraggio in tempo reale:** consentono ai pazienti e ai medici di monitorare i livelli di tossine e altri indicatori.
- **Avvisi intelligenti:** Notifiche inviate in caso di anomalie.

9. RICERCA IN CORSO:
- **Ricerca sui tessuti:** potenziale per la creazione di accessori vascolari più duraturi.
- **Dialisi rigenerativa:** uso della medicina rigenerativa per riparare o sostituire le funzioni del rene in crisi.

Le innovazioni nella dialisi portano speranza ai milioni di persone in tutto il mondo che dipendono da questa tecnologia per la loro sopravvivenza. Con la prosecuzione della ricerca, il futuro si prospetta luminoso per ulteriori miglioramenti dell'efficacia del trattamento e della qualità di vita dei pazienti.

Nota: è fondamentale sottolineare che la ricerca e l'innovazione continuano ad evolversi dopo il 2021. I lettori interessati ai progressi più recenti devono consultare le fonti di informazione attuali in campo medico.

Trapianto renale

- **Quando e perché prendere in considerazione un trapianto?**

Il trapianto di rene è un'opzione di trattamento per molti pazienti con malattia renale cronica (CKD) avanzata. L'obiettivo è quello di sostituire la funzione dei reni in crisi con un rene di un donatore. Questa procedura può offrire una migliore qualità di vita e una durata maggiore rispetto alla dialisi, ma comporta anche sfide e rischi.

1. INTRODUZIONE :
- **Definizione di trapianto di rene:** cos'è un trapianto e come funziona?

2. VANTAGGI DEL TRAPIANTO RISPETTO ALLA DIALISI:
- **Durata della vita:** i pazienti sottoposti a trapianto vivono generalmente più a lungo di quelli in dialisi.
- **Qualità di vita:** migliore energia, minori restrizioni dietetiche, trattamenti medici meno frequenti.
- **Costi economici:** a lungo termine, il trapianto può essere meno costoso della dialisi.

3. QUANDO CONSIDERARE IL TRAPIANTO:
- **Stadio avanzato della CKD:** di solito quando la velocità di filtrazione glomerulare (GFR) scende sotto i 20 ml/min.
- **Prima di iniziare la dialisi:** in alcuni casi, un trapianto preventivo è possibile anche prima di iniziare la dialisi.

- **Età e salute generale:** sebbene l'età non sia una controindicazione assoluta, la salute generale è fondamentale.

4. FONTI DI RENI PER IL TRAPIANTO :
- **Donatori viventi:** Di solito si tratta di familiari, amici o talvolta di donatori altruisti.
- **Donatori deceduti:** persone che hanno donato i loro organi dopo la morte.

5. VALUTAZIONE PER IL TRAPIANTO :
- **Esame medico:** per determinare l'idoneità fisica al trapianto.
- **Valutazione psicosociale:** per esaminare la capacità del paziente di gestire le esigenze del post-trapianto.
- **Compatibilità:** test per determinare la compatibilità del donatore e del ricevente.

6. RISCHI ASSOCIATI AL TRAPIANTO :
- **Rigetto:** il sistema immunitario del ricevente può attaccare il nuovo rene.
- **Infezioni:** I farmaci immunosoppressori possono aumentare il rischio di infezioni.
- **Effetti collaterali dei farmaci:** I farmaci necessari dopo il trapianto possono avere effetti collaterali.
- **Malattie ricorrenti :** Alcune malattie renali possono recidivare nel rene trapiantato.

7. LA VITA DOPO UN TRAPIANTO:
- **Monitoraggio medico regolare:** necessario per monitorare la funzione del nuovo rene.
- **Farmaci a vita:** i farmaci immunosoppressivi sono generalmente necessari per tutta la vita.
- **Riabilitazione:** ritorno a una vita normale con adattamenti.

Il trapianto di rene è un intervento che può offrire una migliore qualità di vita a molti pazienti con CKD avanzata. Tuttavia, si tratta di una decisione importante che richiede un'attenta valutazione dei benefici e dei rischi. I pazienti e le loro famiglie devono essere ben informati e coinvolti nel processo decisionale.

- **Il ruolo dell'infermiere nella preparazione al trapianto**

La preparazione di un trapianto di rene è un processo complesso che richiede un coordinamento multidisciplinare. L'infermiere svolge un ruolo centrale in questo processo, in quanto persona principale coinvolta con il paziente, fornendo istruzione, preparazione e supporto emotivo. Vediamo più da vicino le responsabilità dell'infermiere in questa fase cruciale.

1. INTRODUZIONE :
- **L'importanza della preparazione:** perché una preparazione adeguata è essenziale per il successo del trapianto.

2. EDUCAZIONE DEL PAZIENTE:
- **Processo di trapianto:** spiegare le diverse fasi, dalle valutazioni pre-operatorie all'intervento chirurgico e all'assistenza post-operatoria.
- **Rischi e benefici:** presentare i potenziali benefici e le possibili complicazioni.
- **Farmaci:** informazioni sui farmaci immunosoppressori e sui loro effetti collaterali.
- **Stile di vita post-trapianto:** discutere i cambiamenti di stile di vita necessari dopo il trapianto.

3. VALUTAZIONE PRE-TRAPIANTO:
- **Coordinamento dei test:** Assicurarsi che vengano eseguiti tutti i test necessari.

- **Interpretare i risultati:** aiutare il paziente a comprendere i risultati del test e le loro implicazioni.
- **Monitoraggio delle vaccinazioni:** assicurarsi che il paziente sia aggiornato con le vaccinazioni raccomandate prima del trapianto.

4. PREPARAZIONE PSICOLOGICA :
- **Valutazione del benessere emotivo:** identificare eventuali preoccupazioni o paure del paziente.
- **Sostegno emotivo:** fornire ascolto empatico e indirizzare a risorse aggiuntive, se necessario (psicologi, gruppi di sostegno).

5. LAVORARE CON IL TEAM MULTIDISCIPLINARE:
- **Coordinare l'assistenza:** lavorare a stretto contatto con nefrologi, chirurghi, dietologi, assistenti sociali, ecc.
- **Riunioni dell'équipe:** partecipare alle riunioni per discutere i progressi del paziente e gli eventuali ostacoli al trapianto.

6. PREPARAZIONE PER IL GIORNO DELL'INTERVENTO:
- **Lista di controllo pre-operatoria:** si assicuri che tutti i passi necessari siano stati completati prima dell'intervento.
- **Digiuno e farmaci:** fornisca istruzioni sulle restrizioni dietetiche e sull'assunzione di farmaci prima dell'intervento.

7. PREPARAZIONE DEL VIAGGIO :
- **Assistenza domiciliare:** educare i pazienti e le loro famiglie sull'assistenza post-operatoria a casa.
- **Segnali di avvertimento:** informare le persone sui segnali di complicazioni o di rifiuto a cui prestare attenzione.

8. RUOLO NEL FOLLOW-UP POST-TRAPIANTO :
- **Consultazioni regolari:** pianificazione e realizzazione del follow-up del paziente dopo l'intervento.
- **Gestione dei farmaci:** Monitorare l'aderenza ai farmaci e regolare le dosi, se necessario.

L'infermiere è un pilastro centrale nella preparazione al trapianto. In quanto principale collegamento tra il paziente e l'équipe medica, il suo ruolo è fondamentale per garantire che il paziente sia ben informato, preparato e sostenuto durante tutto il processo. Una preparazione accurata può influenzare notevolmente il successo del trapianto e il benessere generale del paziente.

Considerazioni etiche sulla dialisi

La dialisi, in quanto trattamento vitale per molte persone affette da insufficienza renale, solleva una serie di questioni etiche. Il dilemma tra il prolungamento della vita e la qualità della vita, l'accesso equo al trattamento e le decisioni di fine vita sono tutte questioni che richiedono una riflessione etica approfondita.

1. INTRODUZIONE :
- **La dialisi nel contesto:** presentazione della dialisi come trattamento essenziale ma complesso.

2. VITA PIÙ LUNGA VS. QUALITÀ DELLA VITA:
- **I benefici della dialisi:** la capacità della dialisi di prolungare la vita dei pazienti.
- **Le sfide della dialisi:** vincoli, complicazioni e impatto sulla vita quotidiana dei pazienti.
- **Dilemmi etici:** come si bilancia il desiderio di prolungare la vita con il potenziale di sofferenza o di riduzione della qualità di vita?

3. ACCESSO EQUO AL TRATTAMENTO:
- **Disparità di accesso:** non tutti i pazienti hanno lo stesso accesso alla dialisi, a seconda della loro posizione geografica, della situazione socio-economica, ecc.
- **Dare priorità ai pazienti:** Come si determina chi riceve il trattamento quando le risorse sono limitate?
- **Costo della dialisi:** le implicazioni etiche del sostenere i costi del trattamento.

4. FINE DELLA VITA E CESSAZIONE DELLA DIALISI:
- **Rispetto dell'autonomia del paziente:** Il diritto del paziente di scegliere di interrompere la dialisi.
- **Processo decisionale condiviso :** Come possono gli operatori sanitari aiutare i pazienti a prendere una decisione informata?
- **Considerazioni religiose e culturali:** in che modo le convinzioni personali influenzano le decisioni di fine vita?

5. CONSENSO INFORMATO :
- **Informazione completa:** garantire che i pazienti comprendano appieno i rischi, i benefici e le alternative.
- **Autonomia decisionale:** rispettare le scelte del paziente, assicurandosi che siano basate su una chiara comprensione.

6. DIALISI NEI BAMBINI E NEGLI ANZIANI :
- **Consenso :** Le sfide etiche dell'ottenimento del consenso da parte di minori e anziani.
- **Priorità:** come si può determinare l'accesso alla dialisi per questi gruppi vulnerabili?
- **Qualità della vita:** le particolari implicazioni della dialisi per queste popolazioni.

7. INNOVAZIONE E RICERCA :

- **Sperimentazioni cliniche:** i dilemmi etici della partecipazione dei pazienti alla ricerca sulla dialisi.
- **Nuovi trattamenti :** Come si bilancia la speranza di nuovi trattamenti con i potenziali rischi?

Le questioni etiche relative alla dialisi sono complesse e richiedono un'attenta considerazione. Mentre la medicina continua a progredire, gli operatori sanitari, i pazienti e la società nel suo complesso devono lavorare insieme per affrontare queste sfide con compassione, rispetto e integrità.

Capitolo 7

RISORSE
E
STRUMENTI

Strumenti di documentazione per gli infermieri

La documentazione svolge un ruolo cruciale nell'assistenza infermieristica. Non solo garantisce la continuità dell'assistenza, ma serve anche come mezzo di comunicazione tra gli operatori sanitari e fornisce un registro legale dell'assistenza fornita. Ecco un elenco di strumenti di documentazione essenziali per gli infermieri:

1. CARTELLE CLINICHE ELETTRONICHE (EMR) :
- **Panoramica:** Introduzione agli EMR e alla loro importanza nel contesto sanitario moderno.
- **Caratteristiche:** capacità di inserire, archiviare, recuperare e condividere le informazioni sui pazienti.
- **Vantaggi:** accesso rapido, meno errori, migliore coordinamento delle cure.

2. CARTELLE DI ASSISTENZA INFERMIERISTICA:
- **Piani di assistenza:** stesura, aggiornamento e monitoraggio dei piani di assistenza individuali.
- **Note di avanzamento:** documentazione dei cambiamenti nelle condizioni del paziente e degli interventi effettuati.

3. STRUMENTI DI SMISTAMENTO :
- **Scale del dolore:** strumenti per valutare e documentare il dolore del paziente.
- **Elenchi di valutazione:** elenchi utilizzati per valutare rapidamente le condizioni del paziente al momento del ricovero, durante i cambiamenti di condizione o al momento della dimissione.

4. APPLICAZIONI MOBILI PER INFERMIERI:
- **Guide ai farmaci:** Applicazioni che offrono informazioni dettagliate sui farmaci, le loro interazioni, i dosaggi, ecc.
- **Calcolatori medici:** per i dosaggi dei farmaci, gli indici corporei, le conversioni, ecc.
- **Diario:** tiene traccia di orari, compiti e note personali.

5. REGISTRI SPECIALIZZATI:
- **Registri delle vaccinazioni:** tracciamento delle vaccinazioni somministrate e da somministrare.
- **Registri delle ferite:** Documentazione della cura delle ferite, comprese le dimensioni, la profondità, l'aspetto, ecc.

6. SISTEMI DI GESTIONE DEGLI ORDINI:
- **Prescrizioni elettroniche:** per inviare, tracciare e confermare le prescrizioni mediche.
- **Ordini di esami diagnostici:** strumenti per richiedere, monitorare e ricevere i risultati degli esami.

7. FORMAZIONE E RISORSE ONLINE:
- **Piattaforme di e-learning:** corsi e formazione per lo sviluppo professionale continuo.
- **Banche dati mediche:** accesso ad articoli, studi e guide alle migliori pratiche.

8. STRUMENTI DI COMUNICAZIONE :
- **Sistemi di messaggistica elettronica sicura:** Per comunicare in modo sicuro con altri operatori sanitari.
- **Software di videoconferenza:** per le consultazioni a distanza o la comunicazione con gli specialisti.

9. SISTEMI DI MONITORAGGIO DEL PAZIENTE:
- **Monitor portatili:** per monitorare i segni vitali dei pazienti in tempo reale.

- **Sistemi di allarme:** per segnalare qualsiasi cambiamento importante nelle condizioni del paziente.

Con la rapida evoluzione della tecnologia medica, è fondamentale che gli infermieri abbiano gli strumenti necessari per documentare efficacemente il loro lavoro, garantire la sicurezza del paziente e migliorare la qualità dell'assistenza. La familiarità e la formazione regolare su questi strumenti sono essenziali per tenersi aggiornati e ottimizzare l'erogazione delle cure.

Associazioni e organizzazioni per supporto professionale

Gli infermieri, come altri professionisti della sanità, beneficiano del supporto e delle risorse fornite da varie associazioni e organizzazioni. Queste entità svolgono un ruolo essenziale nel fornire formazione continua, opportunità di networking, difesa professionale e supporto per problemi o preoccupazioni specifiche. Quello che segue è un elenco non esaustivo di associazioni e organizzazioni di rilievo per il supporto professionale degli infermieri:

1. ORGANIZZAZIONI INTERNAZIONALI :
- **Consiglio Internazionale degli Infermieri (ICN):** Una federazione di oltre 130 associazioni infermieristiche nazionali, che rappresentano milioni di infermieri in tutto il mondo.

2. ASSOCIAZIONI NAZIONALI :
(Questo si basa su un contesto francofono, ma molte regioni avranno equivalenti simili).

- **Ordre National des Infirmiers (Francia):** organismo professionale che regola la professione infermieristica in Francia.
- **Canadian Nurses Association (CNA):** organizzazione professionale nazionale degli infermieri canadesi.
- Association Belge des Praticiens de l'Art Infirmier (ABP): rappresenta gli infermieri in Belgio.
- Fédération Suisse des Associations d'Infirmières et Infirmiers (FSAS): rappresenta gli infermieri in Svizzera.

3. ORGANIZZAZIONI SPECIALIZZATE :

- Associazione francese degli infermieri di dialisi, trapianto e nefrologia (AFIDTN) : Per gli infermieri specializzati in nefrologia.
- Association des Infirmières et Infirmiers en Urgence du Québec (AIIUQ): Per gli infermieri che lavorano nel settore dell'emergenza.
- Società francese degli infermieri anestesisti (SFIA): Per gli infermieri anestesisti.

4. ASSOCIAZIONI DI RICERCA E ISTRUZIONE:

- Association pour le Développement de la Recherche en Soins Infirmiers (ADRSI): promuove la ricerca infermieristica.
- **Institut de Formation en Soins Infirmiers (IFSI):** organizzazioni che offrono una formazione iniziale per infermieri.

5. ORGANIZZAZIONI DI SUPPORTO E BENESSERE:

- **Nightingale Trust:** organizzazione dedicata al benessere e al sostegno degli infermieri in momenti di stress o di difficoltà professionale.
- **Programmi di supporto per gli operatori sanitari:** disponibili in molte regioni, questi programmi offrono supporto psicologico e risorse agli operatori sanitari.

6. GRUPPI DI NETWORKING E FORUM ONLINE:
- **Infirmiers.com:** portale informativo e forum per infermieri di lingua francese.
- **Gruppi LinkedIn specifici per gli infermieri:** spazi per condividere risorse, discutere di questioni professionali e fare rete con i colleghi.

L'appartenenza o la partecipazione a queste associazioni e organizzazioni può essere di grande beneficio per gli infermieri, sia che siano all'inizio della loro carriera sia che abbiano anni di esperienza. Queste strutture forniscono una piattaforma per la formazione continua, la difesa, il supporto professionale e la crescita personale. Si consiglia agli infermieri di esplorare le opzioni disponibili nella propria regione o specialità per massimizzare i benefici di queste risorse professionali.

Consigli sulla formazione continua

La formazione continua è essenziale per gli operatori sanitari, in particolare per gli infermieri. Non solo consente di tenersi aggiornati sugli ultimi progressi medici, ma aiuta anche a rafforzare le competenze esistenti e ad acquisirne di nuove. Ecco alcuni consigli per una formazione continua efficace e gratificante:

1. VALUTARE LE SUE ESIGENZE E I SUOI INTERESSI:
- Identifichi le aree in cui ritiene di aver bisogno di maggiore formazione, o quelle che la appassionano particolarmente.

2. PIANIFICHI IN ANTICIPO:
- Prenda nota delle date di eventuali corsi di formazione, seminari o workshop a cui desidera partecipare.

- Pianifichi il suo budget per i costi di formazione, di viaggio, ecc.

3. SFRUTTI AL MASSIMO LE RISORSE ONLINE:
- I corsi online (MOOC), i webinar e i video didattici possono essere modalità di apprendimento efficaci e flessibili.
- Piattaforme come Coursera, Udemy e Khan Academy offrono molti corsi rilevanti per gli operatori sanitari.

4. SI UNISCA ALLE ASSOCIAZIONI PROFESSIONALI:
- Queste organizzazioni offrono spesso corsi di formazione continua, seminari e conferenze a tariffe ridotte per i loro membri.
- Possono anche fornire crediti formativi o certificazioni.

5. LEGGA REGOLARMENTE :
- Si abboni a riviste professionali, newsletter o blog specializzati per tenersi aggiornato sulle ultime ricerche e metodi.

6. PARTECIPARE A CONFERENZE E WORKSHOP:
- Questi eventi non sono solo educativi, ma offrono anche l'opportunità di fare rete con colleghi ed esperti del settore.

7. CERCHI OPPORTUNITÀ DI FORMAZIONE SUL SUO POSTO DI LAVORO:
- Alcune strutture sanitarie offrono corsi di formazione continua o sponsorizzano la partecipazione a eventi formativi.

8. FORMAZIONE DI GRUPPO :
- Organizzi sessioni di formazione con i colleghi. L'apprendimento collaborativo può essere più interattivo e stimolante.

9. NON ABBIA PAURA DI USCIRE DALLA SUA ZONA DI COMFORT:
- Esplorare aree di formazione non direttamente collegate alla sua specializzazione può arricchire la sua prospettiva professionale.

10. TENGA UN REGISTRO DELLA SUA FORMAZIONE:
- Documenta tutte le sue attività di formazione continua. Questo può essere utile per le valutazioni professionali, i riconoscimenti o i rinnovi delle licenze.

11. CHIEDA UN FEEDBACK:
- Dopo aver applicato le nuove conoscenze o competenze nella sua pratica, chieda un feedback ai suoi colleghi o superiori per assicurarsi che le stia usando in modo efficace.

12. SIA CURIOSO:
- La medicina e l'assistenza infermieristica sono in continua evoluzione. Coltivi un atteggiamento di apprendimento permanente, essendo sempre curioso di conoscere i nuovi progressi e le nuove tecniche.

La formazione continua è un investimento nella sua carriera e nella qualità delle cure che offre ai suoi pazienti. Prendendo l'iniziativa di continuare la sua formazione e utilizzando le risorse a sua disposizione, può non solo rafforzare le sue competenze professionali, ma anche aumentare lo standard di cura nel suo campo.

CONCLUSIONE

Il viaggio dell'infermiere di dialisi

Il percorso di ogni infermiere di dialisi è unico, plasmato dalle esperienze personali, dagli incontri con i pazienti e dalla costante evoluzione delle conoscenze e delle competenze. Questo viaggio spesso inizia con una semplice curiosità per un'area specialistica e si sviluppa in una carriera entusiasmante e gratificante. Questo capitolo esplora questo viaggio, dalla scoperta iniziale alla padronanza della specialità.

1. SCOPERTA: I PRIMI PASSI VERSO LA DIALISI
- **La prima scintilla:** come un infermiere scopre la dialisi e cosa lo attrae nel campo.
- **Formazione iniziale:** gli studi e la formazione specifici richiesti per diventare infermiere di dialisi.
- **Prime esperienze:** la realtà del lavoro in dialisi, le sfide e le ricompense.

2. I PRIMI ANNI: FAMILIARIZZARE CON LA SPECIALIZZAZIONE
- **Adattarsi all'ambiente:** La routine di un'unità di dialisi, la tecnologia e i pazienti.
- **Costruire le competenze:** l'importanza della formazione continua e dell'apprendimento sul lavoro.
- **Le prime sfide:** gestire le complicazioni, le emergenze e l'aspetto emotivo della gestione dei pazienti cronici.

3. PADRONANZA: DIVENTARE UN ESPERTO DI DIALISI
- **Ampliare le sue conoscenze:** ricerca, partecipazione a conferenze e formazione di altri professionisti.
- **Il rapporto paziente-infermiere:** coltivare relazioni durature con i pazienti e le loro famiglie.

- **Innovazione e leadership:** prendere iniziative per migliorare l'assistenza e il funzionamento dell'unità di dialisi.

4. ALTI E BASSI: GESTIRE LE SFIDE EMOTIVE

- **Momenti difficili:** affrontare la perdita di un paziente, gravi complicazioni e stress.
- **Momenti gratificanti:** Celebrare i successi, come un trapianto riuscito o un miglioramento della qualità di vita del paziente.
- **Trovare l'equilibrio:** l'importanza di prendersi cura di sé, di trovare fonti di sostegno e di rinnovare la passione per la propria professione.

5. GUARDARE AL FUTURO: SVILUPPI E ASPIRAZIONI

- **La dialisi del futuro:** innovazioni tecnologiche e progressi medici futuri.
- **Ampliare i suoi orizzonti:** esplorare altri campi correlati, come quello dei trapianti o della ricerca.
- **L'eredità di un'infermiera di dialisi:** l'impatto duraturo lasciato sui pazienti, sui colleghi e sulla professione.

Il viaggio dell'infermiere di dialisi è un percorso di apprendimento, sfida, successo ed evoluzione. Riconoscendo e valorizzando ogni fase di questo percorso, possiamo comprendere meglio il profondo impatto che questi professionisti hanno sulla vita dei loro pazienti e sul mondo dell'assistenza sanitaria. Questo viaggio è una testimonianza di dedizione, competenza e compassione.

L'importanza dell'empatia e comprensione

Nel mondo della medicina, l'abilità tecnica è fondamentale, ma senza empatia e comprensione, la qualità dell'assistenza fornita può essere compromessa. Queste qualità umane sono essenziali per stabilire una relazione terapeutica efficace con i pazienti. In questo capitolo, esploriamo perché l'empatia e la comprensione sono fondamentali per qualsiasi professionista della sanità, in particolare per chi lavora in aree specialistiche come la dialisi.

1. DEFINIZIONI: EMPATIA VS. SIMPATIA
- **Comprendere l'empatia:** mettersi nei panni dell'altra persona senza giudicare.
- **La differenza con la simpatia:** sentire per l'altro e sentire con l'altro.

2. L'EMPATIA COME STRUMENTO TERAPEUTICO
- **Stabilire un legame:** come l'empatia facilita un rapporto di fiducia con il paziente.
- **Migliorare la compliance:** l'importanza di una buona comunicazione per incoraggiare i pazienti a seguire il trattamento e i consigli.

3. I BENEFICI DELL'EMPATIA PER GLI OPERATORI SANITARI
- **Ridurre il burn-out:** come un approccio empatico può aiutare a gestire lo stress legato al lavoro.
- **Miglioramento della soddisfazione lavorativa:** il piacere di fornire un'assistenza centrata sul paziente.

4. LE SFIDE DELL'EMPATIA NELLA PRATICA
- **Evitare il sovraccarico emotivo:** trovare un equilibrio tra il coinvolgimento emotivo e il mantenimento di una distanza professionale.
- **I limiti dell'empatia:** riconoscere quando fare un passo indietro o chiedere supporto.

5. COMPRENSIONE: OLTRE L'EMPATIA
- **Conoscere il paziente come individuo: prendere in considerazione la sua** storia personale, le sue convinzioni e le sue preoccupazioni.
- **Aspetti culturali:** comprendere e rispettare le differenze culturali per fornire un'assistenza adeguata.

6. COLTIVARE L'EMPATIA E LA COMPRENSIONE: CONSIGLI PER I PROFESSIONISTI
- **Ulteriore formazione:** corsi e workshop sulla comunicazione empatica.
- **Supervisione e supporto tra pari:** discutere le esperienze e le sfide con i colleghi.
- **Pratiche di mindfulness:** tecniche per rimanere centrati e presenti per ogni paziente.

L'empatia e la comprensione non sono semplicemente "soft skills", ma sono essenziali per fornire un'assistenza di qualità. Ci permettono di vedere il paziente nella sua interezza, andando oltre la semplice diagnosi medica per considerare l'essere umano con le sue emozioni, preoccupazioni e speranze. Mettendo in pratica l'empatia e la comprensione, gli operatori sanitari possono non solo migliorare la qualità dell'assistenza, ma anche trovare un significato più profondo nel loro lavoro.

Verso un futuro pieno di speranza e il progresso

In un momento in cui la medicina si evolve a rotta di collo, anche la dialisi è testimone di innovazioni promettenti. I progressi tecnologici, uniti a una migliore comprensione delle esigenze dei pazienti, stanno aprendo la strada a un futuro in cui le persone affette da insufficienza renale potranno condurre una vita ancora più normale e soddisfacente.

1. L'ATTUALE PANORAMA DELLA DIALISI
- **I limiti delle tecnologie attuali:** una panoramica delle sfide che devono affrontare i pazienti e gli assistenti.
- **L'impatto sulla qualità della vita:** come la dialisi attuale influisce sulla vita quotidiana dei pazienti.

2. INNOVAZIONI TECNOLOGICHE NELLA DIALISI
- **Macchine portatili:** dispositivi più leggeri e compatti per la dialisi a casa o in viaggio.
- **Biotecnologia:** reni artificiali e la speranza che rappresentano per un trattamento meno invasivo.
- **Telemedicina:** monitoraggio remoto del paziente per un intervento precoce in caso di complicazioni.

3. TRATTAMENTI PIÙ PERSONALIZZATI
- **Medicina di precisione:** come la genetica e l'analisi dei dati possono aiutare a personalizzare i trattamenti.
- **Protocolli adattati:** assistenza progettata intorno all'individuo piuttosto che a uno standard.

4. LA PREVENZIONE COME CHIAVE DI VOLTA
- **Educazione del paziente:** Sensibilizzazione sulle cause e sulla prevenzione dell'insufficienza renale.
- **Programmi di screening:** identificare le persone a rischio per un intervento precoce.

5. IL RUOLO DELL'EMPATIA E DELLA COMPRENSIONE IN QUESTO FUTURO

- **Assistenza più olistica:** combinare tecnologia e umanità per fornire un'assistenza migliore.
- **L'importanza dell'ascolto:** capire le aspirazioni e le preoccupazioni dei pazienti in questo nuovo panorama medico.

6. LAVORARE INSIEME PER UN FUTURO MIGLIORE

- **L'importanza delle partnership:** collaborazione tra ricercatori, medici, pazienti e aziende.
- **Il potere della comunità:** come i pazienti e gli assistenti possono unirsi per influenzare la politica sanitaria e la ricerca.

Il futuro della dialisi, con le sue innovazioni e i suoi miglioramenti, è una fonte di speranza per molte persone in tutto il mondo. Ponendo le esigenze e le aspirazioni dei pazienti al centro di questi progressi, ci stiamo muovendo verso un tempo in cui l'insufficienza renale non sarà più una condanna a una vita limitata, ma piuttosto una delle tante sfide mediche, con soluzioni avanzate e appropriate. La speranza e il progresso, mano nella mano, illuminano la strada verso un futuro migliore per tutti.

GLOSSARIO DEI TERMINI MEDICI

A
- **Anemia:** riduzione del numero di globuli rossi nel sangue, che può portare a stanchezza e pallore.
- **Anticoagulante :** Un farmaco che impedisce la coagulazione (ispessimento) del sangue.
- **Arteria:** vaso sanguigno che trasporta il sangue dal cuore al resto del corpo.

B
- **Biopsia:** prelievo di un piccolo campione di tessuto per l'esame al microscopio.
- **Check-up renale:** serie di esami per valutare la funzione dei reni.

C
- **Catetere:** tubo flessibile inserito in una vena o in un'altra parte del corpo per somministrare farmaci, prelevare sangue o eseguire altre procedure.
- **Creatinina:** sostanza chimica filtrata dai reni, spesso misurata per valutare la funzionalità renale.

D
- **Dialisato:** soluzione utilizzata nella dialisi per eliminare le scorie del sangue.
- **Dializzatore:** dispositivo utilizzato per filtrare il sangue durante la dialisi.

E
- **Elettrolita:** sostanza chimica, come il sodio o il potassio, che è essenziale per le funzioni vitali dell'organismo.
- **Eritropoietina (EPO):** ormone prodotto dai reni che stimola la produzione di globuli rossi.

F
- **Filtrazione:** processo mediante il quale i reni eliminano i prodotti di scarto dal sangue.

G
- **Glomerulo:** piccola struttura nei reni dove avviene il filtraggio del sangue.

H
- **Emodialisi:** un tipo di dialisi che utilizza una macchina per filtrare i rifiuti dal sangue.
- **Ipertensione:** aumento della pressione sanguigna.

I
- **Insufficienza renale:** incapacità dei reni di filtrare correttamente il sangue.

J

K
- **Calcemia:** concentrazione di potassio nel sangue.

L

M
- **Metabolita:** sottoprodotto chimico dell'attività cellulare, spesso filtrato dai reni.

N
- **Nefrologia:** branca della medicina specializzata nelle malattie renali.
- **Nefrone:** unità funzionale dei reni, che comprende il glomerulo e i tubuli.

O

P

- **Peritoneo:** membrana che riveste la cavità addominale e avvolge gli organi, utilizzata nella dialisi peritoneale.
- **Proteinuria:** presenza di proteine nelle urine, un segno potenziale di problemi renali.

Q

R

- **Rene:** organo responsabile del filtraggio del sangue e della produzione di urina.

S

- **Sodio:** elettrolita essenziale per l'equilibrio dei liquidi e altre funzioni corporee.

T

- **Tossina:** sostanza nociva che può accumularsi nel sangue se i reni non funzionano correttamente.

U

- **Urea:** rifiuti prodotti dal metabolismo delle proteine e filtrati dai reni.
- **Urologo:** medico specializzato in malattie del tratto urinario e del sistema riproduttivo maschile.

V

- **Vena:** vaso sanguigno che trasporta il sangue dagli organi e dai tessuti al cuore.

W

X

Y

Z

Si prega di notare che questo glossario è semplificato e destinato a un pubblico non specializzato. Per una versione più dettagliata, è necessario consultare fonti mediche specializzate.

RIFERIMENTI E LETTURE CONSIGLIATE

1. Opere generali di nefrologia
   - *Il rene di Brenner & Rector.* Taal MW, Chertow GM, Marsden PA, Skorecki K, Yu ASL, Brenner BM (eds). Elsevier.
   - *Nefrologia clinica completa.* Feehally J, Floege J, Johnson RJ, Tonelli M (eds). Elsevier.

2. Specializzazione in dialisi
   - *Manuale di Dialisi.* Daugirdas JT, Blake PG, Ing TS (eds). Wolters Kluwer.
   - *Dialisi clinica.* Nissenson AR, Fine RN (eds). McGraw-Hill Education.

3. Assistenza infermieristica nefrologica
   - *Infermieristica renale.* Thomas N (ed). Wiley-Blackwell.
   - *Manuale del trapianto renale e pancreatico.* Ziring D, Danovitch G, Cohen D (eds). Wiley-Blackwell.

4. Aspetti psicologici e sociali della dialisi
   - Vivere con la malattia renale: una guida completa per affrontare la malattia renale cronica. Levy J, Stevens PE. Wiley-Blackwell.
   - Aspetti psicosociali della malattia renale cronica: esplorare l'impatto della CKD, della dialisi e del trapianto sui pazienti. Agarwal R, Thomas N (eds). Academic Press.

5. Nutrizione e dialisi
   - Mangiare bene con l'insufficienza renale: guida pratica e ricettario. Thomas M, Thomas N, Lambie H. Class Publishing.

- Ricettario della dieta renale: la guida completa per reni sani. Jones C. Rockridge Press.

6. Innovazioni nella dialisi
   - Organi artificiali. Nosé Y (ed). Wiley.
   - La telemedicina in terapia intensiva. Vukmir RB. Springer.

7. Etica medica
   - *Il Manuale di Bioetica di Oxford.* Steinbock B (ed). Oxford University Press.
   - Etica medica: resoconti di casi rivoluzionari. Pence GE. McGraw-Hill Education.

8. Riviste professionali
   - Giornale della Società Americana di Nefrologia (JASN)
   - Rene Internazionale
   - Giornale americano delle malattie renali (AJKD)
   - Giornale infermieristico di nefrologia

9. Organizzazioni e associazioni
   - Fondazione Nazionale del Rene [Sito web ufficiale](#)
   - Società Internazionale di Nefrologia [Sito web ufficiale](#)

10. Corsi online e webinar
    - [Coursera: Introduzione alle malattie renali](#)
    - [Formazione in nefrologia di Medscape](#)

È importante notare che i titoli, gli editori e i link sono forniti a titolo di esempio e potrebbero dover essere aggiornati. Si assicuri sempre di consultare le edizioni più recenti e di controllare i link per le risorse online.

- **Riferimenti francesi e letture consigliate**

1. Opere generali di nefrologia
   - *La Néphrologie en 1001 QCM.* Bourquelot P, Vrtovsnik F (eds). Elsevier Masson.
   - *Nefrologia e Terapeutica.* Servais A, Karras A, Boffa JJ, Lang P (eds). Elsevier Masson.

2. Specializzazione in dialisi
   - Dialisi peritoneale per il nefrologo. Fischbach M, Zaloszyc A (eds). Springer.
   - *L'emodialisi a domicilio.* Ryckelynck JP, Lobbedez T (eds). Springer.

3. Assistenza infermieristica nefrologica
   - *Infermiera di nefrologia.* CNEPH (Collectif National des Equipes de Prévention en Hémodialyse). Lamarre.

4. Aspetti psicologici e sociali della dialisi
   - *Dialisi domiciliare.* Bechade C, Lobbedez T, Ryckelynck JP. Elsevier Masson.
   - *L'annonce en néphrologie.* Combe C, Ficheux M, Fouque D. Elsevier Masson.

5. Nutrizione e dialisi
   - Dietetica nell'insufficienza renale. Guérin AS, Allard L. Grancher.
   - *Cucinare i reni.* Associazione France Rein.

6. Innovazioni nella dialisi
   - L'épuration extra-rénale nella rianimazione. Monchi M, Vinsonneau C (eds). Arnette.

7. Etica medica
   - Dilemmi etici in medicina. Hervé C, Moutel G, Duchange N. PUF.

8. Riviste professionali
   - Nefrologia e terapia

- Giornale di Nefrologia

9. Organizzazioni e associazioni
   - Società francofona di Nefrologia, Dialisi e Trapianto (SFNDT) Sito web ufficiale
   - *Francia* Rein Sito web ufficiale

10. Corsi online e webinar
    - MOOC francofono: Malattia renale cronica e ëacuta
    - Conferenze e formazione SFNDT

È fondamentale verificare che ogni opera sia rilevante e aggiornata, soprattutto in un campo medico in costante evoluzione. Inoltre, alcuni titoli possono avere nuove edizioni o versioni aggiornate.

www.ingramcontent.com/pod-product-compliance
Lightning Source LLC
Chambersburg PA
CBHW071035240526
45469CB00006BD/2216